CONSIDÉRATIONS NOUVELLES

SUR LE

TRAITEMENT

DE LA

PHTHISIE PULMONAIRE

ET

SA CURABILITÉ

Par le docteur **Louis BOUYER,** de Saint-Pierre-de-Fursac (Creuse)

Membre de plusieurs Sociétés savantes.

> « On ne saurait accueillir avec trop d'empressement les
> « recherches consciencieuses qui tendent à diminuer les rava-
> « ges d'une aussi implacable maladie; seulement, à la con-
> « dition que les auteurs apporteront des faits et non de
> « simples assertions. » (HÉRARD et CORNIL. *De la Phthisie*
> *pulmonaire, etc.,* p. 673.)

PARIS

ADRIEN DELAHAYE, LIBRAIRE-ÉDITEUR

PLACE DE L'ÉCOLE-DE-MÉDECINE

—

1875

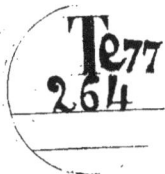

CONSIDÉRATIONS NOUVELLES

SUR LE

TRAITEMENT

DE LA

PHTHISIE PULMONAIRE

ET

SA CURABILITÉ

LISTE DES PRINCIPAUX OUVRAGES DU Dʳ BOUYER

DES FIÈVRES INTERMITTENTES QUI ONT RÉGNÉ DANS LE DÉPARTEMENT DE LA CREUSE, EN 1848. — Thèse inaugurale, 1849.

DES FIÈVRES PERNICIEUSES CHOLÉRIQUES. — Mémoire présenté à l'Académie de médecine, 1849.

ÉTUDE SUR LA PNEUMONIE ET SON TRAITEMENT PAR LA VÉRATRINE SEULE OU ASSOCIÉE AVEC LA SAIGNÉE, LES ANTIMONIAUX, ETC. — Mémoire présenté à l'Académie de médecine, 1854.

DE LA PNEUMONIE AIGUË SANS FIÈVRE. — Mémoire lu à la tribune de l'Académie de médecine, dans la séance du 17 juillet 1855.

NOTICE SUR LES PROPRIÉTÉS THÉRAPEUTIQUES DE L'IODE ET LES AVANTAGES QUE PRÉSENTE L'EMPLOI DU SIROP DE LAIT IODÉ. — Mémoire lu devant la Société médicale de la Creuse, et suivi du rapport de la Commission chargée d'examiner ce travail, 1861.

NOUVELLE MÉTHODE URÉTHROPLASTIQUE OU DESTRUCTION TRAUMATIQUE DES RÉGIONS BULBAIRE ET MEMBRANEUSE DE L'URÈTHRE, ET CRÉATION D'UN NOUVEAU CANAL, par les docteurs BOUYER, de Saint-Pierre-de-Fursac (Creuse) et Mandon, de Limoges. — Mémoire présenté à l'Académie de médecine, le 27 février 1866, pour le concours du prix Amussat.

OBSERVATION DE SEPTICÉMIE. — (*Union Médicale*, 6 mai 1873.)

DE L'EMPLOI DES PRÉPARATIONS ARSENICALES DANS LE TRAITEMENT DES MALADIES DU CŒUR, ETC.

CONSIDÉRATIONS NOUVELLES

SUR LE

TRAITEMENT

DE LA

PHTHISIE PULMONAIRE

ET

SA CURABILITÉ

Par le docteur **Louis BOUYER**, de Saint-Pierre-de-Fursac (Creuse)

Membre de plusieurs Sociétés savantes.

> « On ne saurait accueillir avec trop d'empressement les
> « recherches consciencieuses qui tendent à diminuer les rava-
> « ges d'une aussi implacable maladie ; seulement, à la con-
> « dition que les auteurs apporteront des faits et non de
> « simples assertions. » (Hérard et Cornil. *De la Phthisie
> pulmonaire, etc.*, p. 673.)

PARIS

ADRIEN DELAHAYE, LIBRAIRE-ÉDITEUR

PLACE DE L'ÉCOLE-DE-MÉDECINE

—

1875

CONSIDÉRATIONS NOUVELLES

SUR LE

TRAITEMENT

DE LA

PHTHISIE PULMONAIRE

Cecy est un Livre de bonne foy.
MONTAIGNE.

« La phthisie pulmonaire est devenue une maladie bien commune, depuis une vingtaine d'années, tant dans les villes que dans les campagnes, dans les premières surtout. Elle est devenue un fléau, dont les ravages, bien supérieurs à ceux de la peste, de la fièvre jaune et du choléra, enlèvent, dans certaines localités, comme les grandes villes, du cinquième au quart de la population. Elle menace la race humaine d'une destruction prochaine, si les progrès de l'hygiène et de la thérapeutique ne viennent bientôt opposer une digue salutaire à ses envahissements progessifs.

« Ce qui frappe avant tout l'observateur qui jette un premier regard sur la phthisie pulmonaire, c'est son universalité, sa fréquence, et si je peux ainsi dire, sa banalité : elle n'épargne aucun pays, aucun âge, aucun sexe, aucune condition, aucune classe... Aucune maladie ne prélève sur le genre humain un tribut de mortalité aussi considérable. »

> PIDOUX. — *Etudes générales et pratiques sur la Phthisie,* p. 70 (ASSELIN, libraire, rue de l'Ecole-de-Médecine).

« Souvenons-nous que la phthisie reste toujours, malgré les efforts de la science et les progrès de l'hygiène, le plus grand fléau de l'humanité, puisque, d'après des évaluations approximatives de M. Schnepp, cette maladie enlève annuellement trois millions d'individus.

« On ne saurait donc accueillir avec trop d'empressement les recherches consciencieuses qui tendent à diminuer les ravages d'une aussi implacable maladie, seulement à la condition que les auteurs apporteront des faits et non de simples assertions. »

> HÉRARD et CORNIL. — *De la Phthisie pulmonaire, étude anatomo-pathologique et clinique,* p. 673 (GERMER et BAILLÈRE, libraires-éditeurs, rue de l'Ecole-de-Médecine).

Je viens de citer les opinions des auteurs des deux ouvrages les plus remarquables parus dans ces dernières années, qui traitent à fond et d'une façon magistrale la question de la tuberculose, et auxquels j'ai fait de nombreux emprunts pour la rédaction de mon travail.

L'ouvrage de MM. Hérard et Cornil, antérieur de quelques années (1867) à celui de M. Pidoux, est surtout riche en recherches et démonstrations histologiques, et juge avec une grande compétence et une grande impartialité les traitements divers qui conviennent à toutes les phases de la phthisie.

L'ouvrage de M. Pidoux est, jusqu'à un certain point, conçu sur le même plan, mais avec cette largeur de généralisation et cette profondeur d'aperçus qui sont particulières à cet écrivain éminent, et aussi, je dois le dire, avec des idées préconçues, systématiques, quelquefois même contradictoires, idées qui n'ont pas encore reçu, toutes, la sanction définitive de la science.

Je dois mentionner aussi des ouvrages qui ont paru sur le même sujet presque en même temps que celui de MM. Hérard et Cornil : celui de M. Guéneau de Mussy : *Des causes de la phthisie pulmonaire et de son traitement* (Asselin, libraire) et celui du professeur Fonssagrives, qui a pour titre : *Thérapeutique de la phthisie pulmonaire* (J.-B. Baillière, éditeur).

Ces deux derniers ouvrages, quoique très-méritants à certains points de vue, ne traitent pas la question de la phthisie d'une façon aussi complète que les deux premiers cités plus haut.

Ces savants auteurs croient la phthisie curable, soit naturellement, soit médicalement, mais les faits qu'ils citent à l'appui sont rares et insuffisants. Quant au professeur Fonssagrives, il ne croit pas à la curabilité de cette implacable maladie; il conseille seulement la thérapeutique des indications.

Le professeur Grisolles (*Traité de pathologie interne*, t. II, p. 552) dit que la guérison de la phthisie est possible, mais avoue, avec Laënnec, que l'art ne possède aucun moyen certain d'arriver à ce but.

On voit combien le pronostic de cette maladie est grave et désespéré. Tel n'est pas mon avis.

J'espère démontrer, par le raisonnement et par des faits;

que la matière médicale possède des agents qui guérissent quelquefois, assez souvent même, la phthisie, quand ils ne l'amendent pas favorablement, pourvu qu'ils soient maniés convenablement et méthodiquement.

Mais pour faire cette démonstration rationnellement, j'ai besoin d'étudier le tubercule dans ses conditions de genèse, de siége, de développement, de siége surtout, car c'est en agissant sur les appareils organiques qui lui servent de support et d'aliment, qu'il est permis de l'atteindre et de le vaincre à sa source.

Je vais donc esquisser quelques considérations d'anatomie pathologique, nécessaires à la démonstration de mon théorème. Je vais étudier le tubercule, rechercher les systèmes organiques atteints, leur altération, pour en déduire ensuite la thérapeutique qui leur est applicable, ou les moyens de combattre le tubercule.

Mon travail se divisera donc naturellement en deux parties : l'une anatomo-pathologique, et l'autre thérapeutique.

PREMIÈRE PARTIE

ÉTUDE ANATOMO-PATHOLOGIQUE DU TUBERCULE

CHAPITRE PREMIER

De la granulation grise ou tuberculeuse.

La phthisie pulmonaire (de φθιειν, sécher) a pour fonde-
ment essentiel la granulation tuberculeuse.

La granulation tuberculeuse est une petite nodosité grise,
demi-transparente au début, dont le volume varie depuis la
grosseur d'un grain de millet jusqu'à celle d'un grain de
chènevis ; elle fait toujours une saillie, soit à la surface libre
des membranes séreuses , soit sur la surface de section de
l'organe où on l'étudie lorsque son siége est peu profond ;
elle est dure, résistante, difficile à écraser et à énucléer ; elle
tire sur le blanc jaunâtre, à mesure qu'elle vieillit.

L'élément histologique de la granulation tuberculeuse est
une petite cellule, à enveloppe mince et souvent incomplète,
s'appliquant sur un contenu formé d'un grand nombre de
noyaux (de 20 à 40). Ces noyaux sont réduits, sans nucléole,
laissant à peine de la place pour un peu de matière intercel-
lulaire sèche et épuisée. Cette matière existe entre les
cellules elles-mêmes, beaucoup trop serrées et presque
dépourvues de territoire nourricier.

Tous ces caractères sont ceux d'une pauvreté organique
excessive ; c'est une néoplasie pauvre et misérable (VIR-
CHOW).

On sait, au contraire, que les cellules normales du tissu
conjonctif sont fusiformes et riches d'une enveloppe complète
et d'un ou deux noyaux vigoureux.

Le tubercule, ou mieux, la granulation tuberculeuse est donc constituée par une cellule embryonnaire, immédiatement arrêtée dans son développement, puis atrophiée et réduite à son degré le plus misérable d'organisation et de vitalité.

D'une manière générale, on peut considérer la granulation grise comme constituée par l'agglomération de plusieurs cellules, tandis que le tubercule proprement dit présenterait l'agglomération de plusieurs granulations.

Laënnec donnait le nom de tubercule cru ou amorphe à l'agglomération de plusieurs cellules ou granulations en voie de régression et fondues les unes dans les autres. Mais il avait parfaitement reconnu et établi la variété que nous dénommons, après lui, la granulation grise. Il ne lui a manqué que la notion histologique de la cellule tuberculeuse, pour atteindre d'emblée le niveau de la science moderne.

Chose remarquable, et sur laquelle je dois attirer l'attention du lecteur, parce que j'aurai à tirer plus tard des déductions importantes des analogies que je vais signaler, c'est que les cellules des granulations tuberculeuses à leur début ressemblent aux cellules ou corpuscules des ganglions lymphatiques sains. Cet élément organique malade et dévié a donc son homologue dans les éléments et les tissus sains, les ganglions lymphatiques. La similitude histologique est extrême, et on a de la peine à distinguer les deux sortes d'éléments, les uns morbides et les autres sains.

Virchow s'appuie sur cette analogie pour expliquer la prédisposition du ganglion lymphatique à la transformation caséeuse, et avance que la prédisposition lymphatique prédispose aux tubercules.

Le tubercule doit donc être envisagé comme une production lymphoïde ou un dérivé morbide des tissus lymphatiques. C'est l'opinion de Foerster et de Frey. (Pidoux, ouvrage cité, p. 16).

Mais je reviens à la granulation. J'ai dit que la granulation isolée était grise, tirant de plus en plus sur le blanc jaunâtre, à mesure qu'elle vieillit, ou mieux, qu'elle se ramollit à son centre et subit la dégénérescence graisseuse.

Mais, d'autres fois, les granulations sont confluentes et se présentent en masse ou agglomération.

La dégénérescence graisseuse ou jaunâtre commence par le centre de la granulation et s'étend ensuite à la circonférence, au fur et à mesure de la transformation régressive; puis surviennent la désagrégation, le ramollissement et la circulation funeste de ces débris liquéfiés dans l'organisme, ou l'empoisonnement tuberculeux.

Les granulations se forment aux dépens du tissu conjonctif ou plasmatique, siége immédiat de la nutrition : ces cellules nécrobiotiques remplacent, pour les détruire, les cellules normales du tissu plasmatique ou fondamental et tous les éléments des tissus spéciaux dont il est la matrice.

Mais, qu'est-ce que le tissu conjonctif ou plasmatique? — C'est le tissu lymphatique même.

D'après M. Pidoux, — et c'est là une vue anatomique féconde et dont nous saurons tirer parti plus tard, — l'appareil lymphatique se divise en trois parties : les ganglions, les vaisseaux et les tissus blancs lymphatiques, qui sont les tissus conjonctifs. C'est dans les tissus conjonctifs que l'appareil lymphatique a ses racines et prend naissance. Ces tissus et leurs éléments, dans le réseau desquels naissent les vaisseaux blancs, sont les agents propres et immédiats de la nutrition. C'est dans les lacunes qui existent entre les corpuscules du tissu plasmatique, et qui sont remplies de sucs nutritifs ou blastème, que les radicules béantes des vaisseaux lymphatiques vont absorber les parties de la lymphe ou du liquide nutritif par excellence qui doivent être rapportées au système circulatoire veineux. C'est dans ces tissus, et à leurs dépens, que se forment les tubercules;

c'est dans leurs équivalents histologiques, les tissus épithé-
liaux, et à leurs dépens, que se forment aussi les équivalents
pathologiques du tubercule, les productions de matière caséeuse ou tuberculose amorphe.

Ainsi donc le tissu conjonctif ou lymphatique est le siége
du tubercule; il en est le tissu générateur, et le tubercule se
forme aux dépens mêmes des éléments propres de ce tissu, il
en détruit les cellules normales qu'il remplace par des éléments atrophiques, avortés, destinés à mourir en naissant.

Pneumonie caséuse.

Il est une autre variété de tubercule, outre la granulation grise, et à laquelle on a donné le nom de tubercule
caséeux, tubercule cru, amorphe (Laënnec), ayant pour siége
les vésicules pulmonaires, ce qui lui a fait donner le nom de
pneumonie caséeuse ou tuberculeuse, parce que la matière
caséeuse occupe le siége de la pneumonie. Elle est produite
primitivement dans les alvéoles pulmonaires, aux dépens de
la membrane muqueuse et de l'épithélium de ces alvéoles.
C'est une substance jaunâtre, demi-molle, ressemblant à la
pulpe du marron cuit. Elle provient aussi de la transformation
graisseuse de la granulation grise du tissu conjonctif en voie
de régression. Elle ressemble souvent, à son début, à la
pneumonie chronique à forme suppurante et destructive.
Sa marche est plus aiguë et plus inflammatoire que celle de
la granulation grise.

Cette variété de phthisie est plus inflammatoire et plus
destructive que la granuleuse, elle a pour siége toutes les
parties du poumon; elle occupe de préférence les lobes infé-
rieurs ou le lobe moyen du côté droit, tandis que les granulations occupent le sommet. Elle est lobaire ou lobulaire,
produit de vastes cavernes dans le premier cas et des cavernules dans le second. Les produits de cette pneumonie
caséeuse sont constitués par les débris des cellules épithé-

liales hypertrophiées des alvéoles mêlés à des globules de pus et à des granulations graisseuses. Autour des tissus affectés, on rencontre souvent des granulations grises, preuve de l'unicité de la tuberculose. Elle constitue non une espèce, mais une variété de phthisie.

L'école allemande, Niemeyer surtout, a prétendu établir une différence absolue entre la phthisie et la tuberculose, parce que le produit de la première est caséiforme et celui de la seconde granuleux. Mais l'erreur est flagrante, ces deux productions naissant souvent l'une de l'autre, ou se compliquant l'une par l'autre. Elles ne sauraient donc rompre l'unité de la phthisie envisagée nosologiquement.

Il existe une autre variété de la phthisie pulmonaire qu'on a voulu distraire à tort de cette maladie : c'est la granulie ou phthisie aiguë, caractérisée anatomiquement par une prolifération plus active et plus étendue de granulations grises, et cliniquement par une allure inflammatoire vive, affectant la forme typhoïde, et dont la durée n'est que de trois à quatre semaines.

Cette variété de phthisie est au-dessus des ressources de l'art. Signalons rapidement deux autres variétés de la phthisie des organes respiratoires : la bronchique, où les ganglions de ce nom présentent les deux types du tubercule, le granuleux et le caséeux; la laryngée, où on trouve des granulations autour ou sous les ulcérations. Le poumon, dans ces cas, suivant la loi posée par Louis, est toujours tuberculeux.

La phthisie affecte diverses formes dans sa marche :

Elle peut être lente, comme dans la granuleuse, rapide et galopante, comme dans la caséeuse. La cause en est dans l'abondance plus grande des tubercules ou des conditions inflammatoires plus actives. Cette dernière forme appartient surtout à la phthisie des misérables, la phthisie acquise.

Nous avons parlé plus haut de la phthisie aiguë ou granulie de M. Empis, nous n'y reviendrons pas.

CHAPITRE II

La nature inflammatoire de la Phthisie pulmonaire doit-elle être admise généralement?

En indiquant rapidement les diverses allures que pouvait affecter la phthisie dans sa marche, j'ai fait pressentir qu'elle était souvent de nature inflammatoire. C'était l'opinion de Broussais, c'est celle de Virchow, de Reinhart, de Pidoux, de Cruveilhier, etc.

Le tubercule étant destructeur de sa nature, nécessite l'intervention d'un principe d'irritation pour son développement. La phthisie serait donc une phlegmasie pulmonaire chronique, non une phlegmasie franche, mais une phlegmasie spéciale, inhérente à l'évolution tuberculeuse elle-même dont elle serait la satellite. Elle ne serait ni cause, ni effet, mais ferait partie intégrante du molimen tuberculeux. Voici comment s'explique M. Pidoux à ce sujet :

« Mais, pour que le champ propre de la nutrition débilité et appauvri produise la tuberculose, il faut une cause ou un principe d'irritation plus ou moins actif ou plus ou moins persistant. Ce principe d'irritation n'est pas franchement inflammatoire, mais dépend d'une diathèse ou d'une prédisposition individuelle, d'une action morbide spontanée, parvenue à sa maturité complète, et qui se dévoloppe en l'absence même de toute cause occasionnelle, de tout stimulus apparent. »

On ne saurait mieux dire. Mais comme on ne connaît pas bien la nature de l'inflammation que M. Andral lui-même n'a pas osé définir, est-on bien fondé à donner le nom d'inflammation *spéciale*, si on veut, à des états pathologiques que n'influencent en aucune façon les moyens antiphlogistiques, dirigés habituellement contre les inflammations, et que les médications toniques et reconstituantes enrayent ou guérissent?

Cette prétendue inflammation est analogue à celle qui accompagne l'évolution de la maladie scrofuleuse ; maintenue dans les limites de la phthisie lente, ordinaire, elle ne mérite pas cette qualification, qui lui revient plus justement par exemple dans la phthisie aiguë, par les réactions plus franchement inflammatoires que cette dernière suscite dans le poumon.

Contrairement à l'opinion qui considère le tubercule comme un produit inflammatoire, Laënnec, qui a créé, — c'est peut-être son plus beau titre de gloire, — l'anatomie pathologique et la séméiotique de la phthisie pulmonaire, dont il devait mourir dans un âge encore peu avancé, Laënnec, dis-je, regarde le tubercule comme une production hétérologue, fatale, sans étiologie et sans espoir.

Cette doctrine, implacable et erronée au point de vue de l'histologie, a nui étrangement aux progrès de la thérapeutique.

La phthisie est une maladie caractérisée par une altération organique et fonctionnelle spéciale de l'appareil fondamental de la nutrition, le système lymphatique, atteint dans ses racines mêmes, savoir, le tissu conjonctif — le tissu conjonctif pulmonaire surtout, siége de prédilection des tubercules.

CHAPITRE III

Les trois degrés de la Phthisie pulmonaire. — Marche et symptômes.

Dans la phthisie lente, à poussées intermittentes, c'est habituellement au sommet des poumons qu'apparaissent les granulations. Les parties du tissu conjonctif qui prolifèrent le plus souvent la granulation, disent MM. Hérard et Cornil, sont celles qui forment une gaîne aux vaisseaux capillaires sanguins (ouvrage cité, p. 41). C'est dans leurs angles rentrants que les éléments du tissu conjonctif s'hypertrophient, et c'est aux dépens de ce foyer d'hypergénèse qu'apparaissent les premières cellules embryonnaires atrophiées. — C'est le premier degré.

1ᵉʳ DEGRÉ OU PÉRIODE DE CRUDITÉ.

Symptômes. — Dans la plupart des cas, la maladie débute d'une manière lente, obscure. Certains individus maigrissent, pâlissent et perdent l'appétit. Ils ont une toux, tantôt sèche, tantôt suivie de crachats clairs, presque salivaires. On dirait d'un simple rhume, — le rhume de Celse ! — mais avec l'amaigrissement apparaissent souvent des sueurs nocturnes sur le devant de la poitrine, la tête, la paume des mains. D'autres fois, le premier accident qui donne l'éveil est une hémoptysie, mais le plus souvent celle-ci se déclare consécutivement aux premiers symptômes signalés plus haut. Puis les malades sont essoufflés. Voilà pour les symptômes.

Signes. — Quant aux signes, si on explore la poitrine à cette période, on ne trouve souvent aucune modification appréciable dans la sonorité et dans l'élasticité du thorax. Dans beaucoup de cas, pourtant, la percussion fait entendre, au sommet des poumons, dans un point circonscrit, sous la clavicule, dans les fosses sus et sous-scapulaires, un son obscur, beaucoup plus marqué d'un côté que de l'autre, et le doigt qui percute a la sensation d'une élasticité moindre. Les signes fournis par l'auscultation sont plus variés, et plusieurs se révèlent avec des caractères très-tranchés à une époque où la percussion ne donne encore que des résultats négatifs.

Une des premières modifications que le bruit respiratoire

éprouve est un changement dans la durée relative et l'intensité du murmure vésiculaire. A l'état normal, ce bruit est doux, moelleux, continu, non saccadé, peu fort et pour le moins trois fois plus prolongé pendant l'inspiration que pendant l'expiration. Mais ces rapports changent souvent quand le poumon contient des tubercules : alors le bruit expiratoire devient plus sensible, il finit même par égaler ou surpasser par sa durée le bruit de l'inspiration, de manière, disent MM. Roger et Barth (*Traité pratique d'auscultation*), à donner lieu à un rapport inverse du rapport physiologique. Ce bruit expiratoire est le plus souvent rude, bruyant, et parfois donne à l'oreille la sensation d'un léger souffle bronchique. Ces phénomènes sont presque toujours limités à un espace peu considérable; on les trouve ordinairement au sommet de la poitrine. Dans d'autres cas d'infiltration tuberculeuse du sommet, le bruit respiratoire est seulement affaibli à ce niveau; ailleurs, au contraire, il est rude, et l'inspiration est inégale et saccadée, comme si l'air avait à triompher d'obstacles semés sur son parcours. Ces divers phénomènes s'expliquent aisément par la compression et l'oblitération d'un certain nombre de vésicules.

Quand le poumon est plus induré et plus imperméable, on a la respiration sèche, rude, râpeuse, et la voix et la toux retentissent davantage au niveau des parties affectées; la main, appliquée sous la clavicule, fait reconnaître une exagération des vibrations thoraciques.

2° DEGRÉ OU PÉRIODE DE RAMOLLISSEMENT.

Mais les tubercules jaunissent du centre à la circonférence, c'est-à-dire, se remplissent de granulations graisseuses, se ramollissent et prennent la consistance de fromage de mauvaise qualité ; puis enfin, ils se désagrégent, deviennent mous et déliquescents. On a alors le second degré.

Symptômes. — Dans cette période, la toux est plus fréquente et plus incommode, surtout pendant la nuit; aussi beaucoup de malades sont, à cause d'elle, privés de sommeil. Les crachats, de blancs qu'ils étaient, deviennent verdâtres, opaques, privés d'air, et sont striés de lignes jaunes plus ou moins nombreuses qui les rendent comme panachés. Quelquefois, on y rencontre de petites parcelles d'une matière blanche, opaque, semblable à du riz cuit ou du fromage blanc; plus tard, les crachats sont homogènes et ont une forme arrondie nummulaire, ou bien, ils sont lacérés au pourtour; ils sont lourds, plus ou moins consistants; ne gagnent pas toujours le fond de l'eau, et flottent même assez fréquemment à la surface d'un liquide clair, d'une sorte de pituite diffluente, suivant l'expression de Bayle.

De la teinte jaune verdâtre, les crachats passent à la teinte grisâtre et prennent l'aspect sale de la matière contenue dans les excavations tuberculeuses déjà anciennes; quelques temps avant la mort, ils perdent leur consistance, sont souillés de sang et forment une sorte de purée. Il n'est pas rare, et j'ai pu le constater plusieurs fois, que les crachats restent blancs, d'un blanc un peu jaunâtre, dans tout le cours de cette période.

Dans cette période, l'hémoptysie est assez fréquente, mais moins que dans la première. Elle offre aussi moins d'abondance. Mais la dyspnée et l'oppression augmentent, en même temps que les douleurs de poitrine sont plus vives et plus persistantes.

Les madades perdent l'appétit et maigrissent continuellement. La fièvre s'allume le soir et pendant la nuit, les sueurs se généralisent et la diarrhée s'établit; les traits pâlissent et deviennent effilés; les pommettes s'injectent, les yeux se cavent et brillent d'un éclat morbide; les doigts deviennent noueux, les ongles hippocratiques. Le malade est en pleine consomption, en plein entraînement tuberculeux.

Signes. — Les signes fournis par la percussion et l'auscultation sont devenus plus tranchés : ainsi, en percutant la partie
supérieure du thorax, au niveau des régions sous-clavicu-
laires et sus-épineuses, on trouve, soit des deux côtés, soit
d'un seul, une obscurité notable du son ou même une matité
complète, et par conséquent un défaut absolu d'élasticité.

A l'auscultation, au moment où les tubercules commencent
à se ramollir, on entend une sorte de râle sous-crépitant, à
grosses bulles, donnant à l'oreille une sensation de séche-
resse (craquements secs) ou d'humidité (craquements humides).

A mesure que le ramollissement augmente, les craquements deviennent plus humides et plus nombreux, et souvent
on entend un véritable râle sous-crépitant ou muqueux ; le
bruit respiratoire devient nul, ou bien il est rude, trachéal ;
la voix est retentissante et offre les caractères de la bron-
chophonie.

3° DEGRÉ. — PÉRIODE DES CAVERNES ET DE SUPPURATION.

Enfin l'élimination des tubercules ramollis est complète et
nous arrivons à la troisième période de la phthisie, la période
des cavernes. L'expectoration du deliquium tuberculeux laisse
à sa place des pertes de substance plus ou moins grandes qui
constituent des cavernules ou des cavernes.

Nous observons ici un renforcement des signes et des symptômes signalés dans le cours de la deuxième période. La toux
est encore plus fatigante et souvent provoque des vomissements, les muscles abdominaux et thoraciques qui contribuent
à cet effort sont endoloris, énervés ; les crachats sont puru-
lents et abondants, formés de détritus tuberculeux, épithé-
liaux, bronchiques, etc.; les poumons se creusent de plus en
plus, ils s'enflamment et s'indurent autour des cavernes et
deviennent impuissants à l'accomplissement des actes de

l'hématose. La soif est vive ; la fièvre hectique est continue, avec redoublement nocturne ; des sueurs et une diarrhée colliquative entraînent rapidement le malade vers sa fin, d'autant plus qu'il est cette fois sous le coup de la résorption et de l'infection purulente tuberculeuse qui ne lui fera plus merci, car ses jours sont comptés.

Les signes des cavernes sont connus de tous.

Je ne parlerai donc pas des gros râles humides, des râles caverneux ou de gargouillement, de la pectoriloquie, etc., parce qu'il reste peu de ressources et de chances favorables à la thérapeutique à cette période suprême.

Les trois périodes de la phthisie que je viens de parcourir se présentent rarement aussi tranchées que le besoin d'une exposition didactique les fait concevoir ; elles se fondent, ainsi que leurs symptômes, les plus communément les unes dans les autres. Ainsi on trouve marchant concurremment le ramollissement et les cavernes dans certaines parties du poumon, quand de nouvelles poussées s'effectuent vers d'autres points.

De ces trois degrés de la phthisie, le premier offre seul des difficultés de diagnostic ; et c'est pourtant à ce moment que la thérapeutique peut intervenir le plus fructueusement. A mesure, en effet, que les altérations organiques et constitutionnelles se prononcent davantage, les chances deviennent moindres et les résultats plus incertains. Je ne me suis donc pas éloigné de ma thèse, en donnant un tableau abrégé de la marche de la phthisie pulmonaire ; car je devais en marquer les étapes pour en faire comprendre les conditions de guérison.

CHAPITRE IV

Etiologie.

Je vais maintenant aborder l'étude abrégée des causes de la phthisie. Cette étude est des plus importantes; car, bien établie, elle peut nous aider à conjurer dans l'individu et dans l'espèce l'éclosion d'une maladie, devenue une calamité sociale, par sa diffusion générale dans toutes les classes de la société et sous toutes les latitudes connues. Avec la science des causes, on peut et on doit trouver les règles d'une bonne hygiène préventive ou prophylactique, et celles aussi plus difficiles d'une thérapeutique curative.

Le champ de l'étiologie de la phthisie, dit M. Pidoux, n'a presque pas de limites. Elle est souvent héréditaire et diathésique, mais souvent aussi elle est acquise et dépend d'une foule de causes externes, comme une habitation insalubre, privée d'air et de lumière, du défaut ou de l'abus de nourriture, de la misère, des excès de toutes sortes, de la tristesse, de l'irritation et de l'inflammation, de la cohabitation, surtout de la cohabitation intime avec des phthisiques, c'est-à-dire de la contagion. Elle succède aussi à une foule de maladies qu'elle complique vers la fin ou dont elle peut être la terminaison, comme la fièvre thyphoïde, les fièvres éruptives, la pneumonie, la pleurésie, etc., et toutes les maladies en général qui épuisent l'organisme. Si une diathèse est quelquefois nécessaire à sa production, dans une foule d'autres cas elle reconnaît des causes communes, banales, celles par exemple de la phthisie accidentelle.

Il y a donc des causes spéciales et des causes banales, celles qui relèvent de l'hérédité et de la spontéparité, de la diathèse et de l'accidentalité. Pour certains auteurs (Piorry, Pidoux, Walshe), la phthisie serait héréditaire

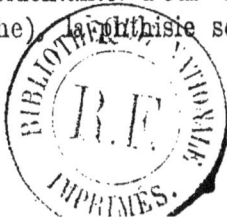

2

dans le quart des cas ; pour d'autres, dans la moitié (Hérard et Cornil, etc.).

La phthisie héréditaire se développe ordinairement dans l'enfance et la jeunesse, avant trente ans ; la phthisie acquise, plus tardivement (Hérard et Cornil).

Cette dernière paraît devoir primer, depuis une vingtaine d'années, la phthisie héréditaire.

Les causes, comme je viens de l'énoncer, en sont multiples. Faut-il croire qu'elles ont pris plus d'intensité avec la marche de la civilisation, ou que nous sommes dégénérés ? Nul doute que les abus et que les excès de toutes sortes se sont développés dans des proportions inquiétantes. On fait le plus pernicieux abus des liqueurs alcooliques qui dépriment et du tabac qui narcotise, des plaisirs vénériens qui énervent. Les forces radicales de l'économie baissent en proportion de ces abus, les systèmes végétatif et animal déprimés, pervertis, ouvrent ainsi la porte aux maladies organiques et constitutionnelles, aux dégénérations régressives, en raison même de la faiblesse de résistance vitale acquise, de la dépression et des perturbations physiologiques consécutives. La misère, l'habitation insalubre ne suffisent pas toujours à elles seules. La preuve en est que, dans les campagnes, elles sont rarement causes ; il y faut l'éreintement physiologique, comme on l'observe dans les grandes villes. Il y faut aussi, — et maintenant nous touchons à une question capitale, — la contagion ou l'infection, l'*aura tuberculosa !*

Nos maçons de la Creuse et du Limousin deviennent fréquemment, trop fréquemment depuis plusieurs années, phthisiques à Paris. Leurs femmes et leurs filles le deviennent bien davantage encore, quand ils les emmènent avec eux. Pourtant nos ouvriers, la question des excès à part, vivent et se nourrissent mieux à Paris que dans nos campagnes. Ils mangent de la viande et boivent du vin tous les jours, ce qui ne leur arrive qu'exceptionnellement dans nos villages. Leurs femmes vivent moins bien et vivent dans un air plus confiné, ce qui doit nécessairement augmenter la prédisposition à la tuberculose.

Mais la phthisie fait de tels ravages sur ces dernières, qu'au bout de cinq ou six ans, plus du quart d'entre elles deviennent phthisiques et viennent pour la plupart mourir au pays.

En dehors donc des causes plus prédisposantes signalées plus haut, il faut rechercher une autre cause à l'affection tuberculeuse dont elles tombent victimes. Cela nous amène naturellement à traiter de la contagion de la phthisie pulmonaire.

Dans le siècle dernier, les médecins étaient pour la plupart contagionnistes : ainsi Morgagni, qui ne voulait pas faire l'autopsie des poitrinaires, Valsalva, Van Swieten, Morton, J. Frank, Hufeland, etc. L'avénement de la doctrine physiologique, en faisant rentrer la phthisie dans la classe des inflammations, fit disparaître la doctrine de la contagion. Mais cette doctrine a repris en partie son empire, depuis les recherches récentes sur l'inoculabilité du tubercule.

MM. Villemin, Hérard et Cornil, etc., ont pu inoculer avec succès le tubercule de l'homme aux lapins et aux cabiais. Il est vrai que d'autres expérimentateurs ont pu faire proliférer le tubercule avec l'injection d'autres substances, comme le pus, etc., quoique avec moins de succès.

Du succès de l'inoculation tuberculeuse à la contagion, il n'y avait qu'un pas qui a été vite franchi. Et alors s'est trouvée tranchée pour les expérimentateurs la question de la spécificité du tubercule.

M. Pidoux s'est inscrit en faux contre cette doctrine et ses conséquences. Puisqu'on peut faire naître le tubercule avec d'autres substances que le tubercule lui-même, il n'y a pas pour lui spécificité.

Quant à la contagion, il la repousse.

Il y a infection par le fait de la respiration, de l'absorption d'effluves tuberculeux, comme cela arrive pour l'érysipèle, l'infection purulente; mais non contagion. Nous devons convenir qu'avec ces distinctions nous touchons de bien près aux discussions de mots, aux subtilités. Ce qu'il y a de sûr, c'est que le fait de la contamination de personnes saines par des personnes phthisiques est reconnu par les deux camps. Cela suffit. On voit bien dans cette opposition le motif déterminant de la doctrine de M. Pidoux : les causes banales ou communes, l'hétérogénie, qu'il reconnaît comme habituellement productives de la phthisie.

Certainement que la phthisie n'est pas contagieuse au même degré (heureusement !) que la variole, la morve, etc., mais il y a des degrés à tout, du plus au moins. La nature ne comporte pas de cours forcé, mais malheur à ceux qui ne sont que faiblement armés pour la bataille de la vie !

Les maladies communes, poussées à leur degré extrême de violence, ne deviennent-elles pas virulentes? Et les maladies contagieuses proprement dites n'ont-elles pas dû commencer ainsi?

Quoi qu'il en soit, avec l'une ou l'autre doctrine, la contagion ou l'infection, on explique aisément la plus grande fréquence de la phthisie dans les grandes villes, parce que les individus y vivent, y respirent dans une atmosphère chargée d'effluves tuberculeux, où ils sont vite atteints dans des proportions effrayantes. Et il est si vrai que cette atmosphère tuberculeuse existe, qu'il m'est arrivé *toujours* de voir revenir et mourir tuberculeux les phthisiques que j'avais guéris ou grandement améliorés dans mon pays, et qui, malgré mes instances les plus vives, retournaient à Paris reprendre leurs occupations.

A nos ouvriers habitués à l'émigration, quand ils ont éprouvé une première atteinte ou qu'ils sont prédisposés à la tuberculisation, je permets d'aller exercer leur métier de

maçon aux environs de Paris, mais je leur défends expres-
sément de retourner dans la capitale, au foyer primitif où
ils ont contracté leur maladie, bien sûr qu'ils ne tarderaient
pas à retomber victimes de l'*aura tuberculosa*, ce *Minotaure*
des temps modernes !

Je vais aborder maintenant un autre ordre de causes de la
maladie tuberculeuse. Ce sujet est *nouveau* et délicat, se
prête à la controverse et n'a pas pris rang définitif dans la
science. Il est vrai que son auteur est un rude jouteur, qu'il
a beaucoup vu et beaucoup approfondi, et mérite quelque
créance jusqu'à nouvel ordre.

Je veux parler des maladies réputées capitales par leur
auteur, et dont les allures régressives viendraient généralement aboutir à la phthisie pulmonaire.

Les maladies capitales ou initiales en question seraient
l'arthritisme, l'herpétisme, la scrofule et la syphilis. Ces maladies, après avoir jeté leur feu, s'abâtardiraient en vieillis-
sant et aboutiraient dans leur évolution rétrograde, soit par
dégénération héréditaire ou personnelle, à la phthisie, maladie régressive ultime ; ce qui a fait dire à l'éminent pathologiste que la phthisie n'est pas une maladie qui commence,
mais une maladie qui finit.

La théorie est hardie et n'a pas manqué de contradicteurs.

MM. Hérard et Cornil, entre autres, disent : « Toutes ces mu-
tations morbides nous inspirent une grande défiance. Nous
croyons peu à la dégénérescence ou substitution régressive
des maladies chroniques de nature différente. » (Page 634.)

Pour les savants auteurs du *Traité de la phthisie pulmonaire*, la phthisie serait rare dans ces affections primordiales,
affections considérées par eux, du reste, comme antagonistes
de la phthisie à toutes leurs périodes.

On sait que pour M. Pidoux l'antagonisme n'existerait que
dans la période aiguë ou d'efflorescence, et que l'action des
Eaux-Bonnes serait d'autant plus salutaire aux phthisiques

qu'elle raviverait les manifestations de leurs maladies initiales.

A propos des maladies antagonistes, je crois devoir ouvrir
une parenthèse pour contester l'opinion du docteur Boudin,
qui considère les fièvres intermittentes comme antagonistes
de la phthisie. J'exerce dans un pays de fièvres; je n'ai jamais
constaté cet antagonisme.

J'ai repoussé un peu légèrement peut-être, dans un article
publié autrefois dans l'*Union médicale*, et que je reproduirai
plus loin, cette doctrine de M. Pidoux sur la transformation
régressive des maladies capitales. Je fais amende honorable
en ce qui concerne leur évolution par dégénérescence héréditaire.

Voici sur quoi je me base :

Chez les individus robustes qui deviennent phthisiques,
dans la classe riche surtout, on est souvent embarrassé
quand on ne trouve pas d'ascendants tuberculeux ou que
ces sujets eux-mêmes n'ont subi l'influence d'aucune des
causes de la phthisie acquise, on est, dis-je, très-embarrassé
pour expliquer la genèse tuberculeuse.

La théorie de M. Pidoux viendrait à point pour expliquer
le processus tuberculeux. Si, en effet, les maladies capitales
se transforment par l'hérédité, il pourrait arriver assez souvent qu'on trouvât des goutteux, des rhumatisants, des
syphilitiques, des dartreux parmi les ascendants.

La théorie serait alors vraie pour une partie.

Je ne parle pas de la scrofule, qui pour moi est une avec
la phthisie, ainsi que j'essayerai de le démontrer dans la seconde partie de ce travail.

Comme on a pu en juger, j'ai fait de larges emprunts, pour
la rédaction de cette première partie de mon travail, aux ouvrages remarquables de phthisiologie publiés en France
depuis quelques couples d'années. Ces productions font
honneur à l'esprit français, et maintiennent dignement le

niveau de la ʹscience médicale, s'ils ne l'élèvent même, à l'encontre des autres nations, voire même de l'Allemagne, qui a le plus produit sur la question de la phthisie.

Plût au Ciel que le même niveau et la même compétence eussent existé dans certaines autres branches qui composent le faisceau de nos forces sociales et intellectuelles! La France n'eût pas senti sur sa gorge le talon de la botte ignoble des Teutons ! ! !

DEUXIÈME PARTIE

THÉRAPEUTIQUE DE LA PHTHISIE PULMONAIRE

Guérir est le but suprême de la Médecine.

CHAPITRE PREMIER.

Nous voici arrivé à la partie capitale de ce travail : la curabilité de la phthisie pulmonaire.

Nous avons vu combien était grave et désespéré le pronostic de nos maîtres. Plusieurs nient la curabilité de la phthisie. Ceux qui croient à sa guérison nous ouvrent-ils au moins un horizon de perspective bien rassurant? Ecoutons d'abord M. Pidoux, le médecin qui, de son aveu, a vu le plus de phthisiques :

« Toute maladie incapable de guérir naturellement ou spontanément n'est pas susceptible d'être guérie par les moyens de l'art. » (Page 447.)

Mais, demanderons-nous à l'éminent pathologiste, à quels signes reconnaîtra-t-il qu'une maladie, que la phthisie par exemple, peut guérir naturellement et spontanément? Et s'il reconnaît à des signes certains qu'une maladie peut guérir naturellement, à quoi bon l'intervention de la thérapeutique? C'est un luxe inutile. Si c'est après coup qu'il déclare guérissable par les efforts de la nature la maladie guérie par les moyens de l'art, il commet une pétition de principe et nous fait tourner dans un cercle vicieux.

Mais le scepticisme de M. Pidoux à l'endroit des agents pharmaceutiques s'affirme complétement dans le passage suivant : « Il est donc vain de s'ingénier à chercher des spécifiques contre la phthisie. Il n'y a que des remèdes et des médications plus ou moins particulièrement applicables à telle ou telle nature d'individus phthisiques, à telle forme, à telle variété, à telle période, à telle complication de la phthisie. »

Après M. Pidoux, interrogeons MM. Hérard et Cornil : « La première indication fondamentale, disent ces auteurs, c'est de s'opposer au développement et à l'extension des granulations que nous avons dit être la manifestation initiale. Comme les granulations procèdent d'un état général préexistant, d'une diathèse évidente, quoique inconnue dans son essence, cela revient à dire qu'il faut d'abord et avant tout s'attaquer à la diathèse tuberculeuse. La seconde indication est relative aux lésions du poumon, lésions qui se résument en granulations et broncho-pneumonies.

« *Nous ne pouvons rien ou presque rien contre les granulations,* mais nous pouvons prévenir et combattre efficacement les congestions et les inflammations pulmonaires. Ces deux indications sont capitales, primaires ; puis viennent les indications secondaires, c'est-à-dire la médecine des symptômes ou des affections concomitantes. » (Pages 643 et 644.)

Je vois bien dans ces lignes la foi des auteurs dans la puissance de la médecine préventive ou prophylactique, mais j'y vois aussi l'aveu de l'impuissance de la médecine contre la maladie tuberculeuse confirmée, puisqu'ils disent que *nous ne pouvons rien contre les granulations*. C'est un aveu d'impuissance, c'est reconnaître, consacrer implicitement la doctrine des professeurs Grisolles et Fonssagrive, qui ne croient pas à la curabilité de la tuberculose ; et cependant ces savants médecins citent un cas de guérison de phthisie confirmée. (Page 669.) Il est vrai que la médication a été complexe : Eaux-Bonnes dans la saison, hivers passés à Menton, etc.; mais de remèdes pharmaceutiques, point.

Comment concilier l'opinion de ces deux auteurs, que nous ne pouvons rien par les moyens de l'art sur les granulations, avec les assertions de la page 726 : « La phthisie est curable et nous pensons qu'il n'existe pas de forme de la maladie que l'on soit en droit de déclarer nécessairement au-dessus des *ressources de l'art* ou de la nature? Il y a contradiction manifeste entre ces deux affirmations.

Que la phthisie pulmonaire guérisse par le bénéfice de la nature, c'est ce que nous voyons quelquefois et ce que les autopsies ont prouvé, en démontrant dans les poumons des tubercules morts à l'état crétacé, des cavernes cicatrisées, etc.

Mais la nature seule, comme sembleraient l'insinuer MM. Pidoux, Hérard et Cornil, guérirait-elle la phthisie, et l'art ou les agents de la thérapeutique seraient-ils impuissants à eux seuls à provoquer des guérisons? Nous prétendons bien démontrer le contraire.

On doit envisager sous trois aspects divers la maladie qui nous occupe : la prédisposition ou imminence morbide, la tuberculisation et la phthisie ou l'affection tuberculeuse généralisée.

La première est avantageusement combattue par les moyens de l'hygiène appropriés aux sujets et la médication dont nous allons parler.

Quant aux deux autres, les moyens curatifs que la médecine dirige contre elles sont de deux ordres. Par les uns, elle veut agir, dit M. Pidoux, sur la nutrition et au siège même de la maladie. Ces moyens-là sont donc dirigés contre la tuberculose proprement dite — on voit que M. Pidoux n'est plus aussi sceptique ; — par les autres, la médecine a pour objet de modifier les divers troubles des fonctions spéciales qu'on appelle plus particulièrement les symptômes, et dont l'ensemble, produit et déterminé par la tuberculisation, constitue la phthisie. (Page 359.) Et M. Pidoux ajoute aussitôt avec une grande raison : « Quoiqu'il n'y ait pas toujours une relation exacte entre l'altération locale de la tuberculose pulmonaire et le nombre et l'intensité des altérations générales ou des symptômes, on a les plus grandes chances de modérer les symptômes généraux, comme la toux, la fièvre et l'amaigrissement, si on a le bonheur d'enrayer la marche de la lésion locale. » Rien n'est plus vrai ; mais n'est-ce pas reconnaître implicitement que l'art peut influencer la lésion locale, c'est-à-dire agir sur le tubercule ?

Je ne saurais mieux faire que de poursuivre cette étude avec un tel maître.

Traitement de la première période.

« Au premier degré, caractérisé symptomatiquement par une toux fréquente, toux d'irritation, quelquefois par des hémoptysies, par de l'amaigrissement, la perte de l'appétit, l'apparition de sueurs partielles la nuit, et objectivement par une diminution du murmure vésiculaire, une respiration rude, une expiration prolongée, signes de la compression des vésicules pulmonaires par les granulations, ou des craquements dénotant un peu d'induration pulmonaire, par un peu de matité sur quelque point du sommet des poumons ; à cette période, dit M. Pidoux, il faut tâcher de limiter la tuberculisation naissante, de calmer l'irritation qui l'accompagne, d'empêcher la pneumonie tuberculeuse, parce que cette phlegmasie mûrirait les granulations existantes, les propagerait et allumerait la fièvre, et qu'ensuite on deviendrait d'autant moins maître de conjurer la phthisie. » Voici les conseils : s'abstenir de tabac, de liqueurs, d'excès de toute nature, boire du vin coupé et avoir une nourriture variée, prendre un exercice modéré. Et j'ajoute aussi se coucher tôt, se lever un peu tard, surtout en saison froide, car le froid est un auxiliaire puissant de la genèse tuberculeuse ; redoubler de précautions hygiéniques au printemps, parce que cette saison provoque habituellement une surexcitation qui peut raviver les éléments morbides de l'organisme; se couvrir chaudement, surtout à l'approche de l'hiver, et éviter les excès de toutes sortes. Mais le conseil capital, selon M. Pidoux, est de limiter la tuberculisation naissante, de l'immobiliser, c'est-à-dire d'arrêter toute prolifération tuberculeuse subséquente. Si M. Pidoux faisait encore un pas et croyait à la résorption du tubercule, je me trouverais très-honoré d'être d'accord avec un si grand maître.

Voici donc arrivé le moment d'appliquer la médication par l'iode, ou mieux par le lait iodique que je préconise, et qui m'a donné de nombreuses guérisons. Je vais donc en parler.

Mais il est nécessaire, pour bien faire comprendre le mode d'action de cet agent thérapeutique, de revenir sur nos pas.

Nous avons dit, sur la grande autorité de M. Pidoux, que le système lymphatique était l'agent par excellence de la nutrition, l'élaborateur des fluides de l'économie; que le tissu conjonctif qui est la racine même, la matrice de ce système, le territoire nourricier et le support de la vie végétative était le siége, le substratum de la tuberculisation, laquelle consistait en la production de cellules morbides, incomplètes, misérables, se développant et proliférant dans ce tissu même, aux dépens des cellules normales qu'elles remplaçaient en les détruisant; que les cellules tuberculeuses avaient leurs homologues histologiques dans les cellules normales des ganglions; qu'elles étaient une production lymphoïde (Virchow). Or, si c'est le système lymphatique qui est le siége de la tuberculisation, quelle qu'en soit la cause, c'est donc vers ce système organique, générateur et siége de la tuberculose, que devront surtout être dirigés les ressources, les efforts médicateurs des agents thérapeutiques, pour en modifier la vitalité morbigène et la ramener à ses allures normales et physiologiques. Nous devons donc rechercher quels sont les agents de la thérapeutique qui agissent le mieux sur le puissant système de la vie végétative pour le modifier énergiquement, quand il est dévié, et le ramener des conditions anormales qui constituent la maladie aux conditions normales et saines qui représentent la santé.

L'agent pharmaceutique, l'agent par excellence, reconnu de tous pour exercer une action spéciale, élective, profonde, sur le système lymphatique, est l'iode.

Mais pour mieux nous faire comprendre, nous estimons que quelques considérations de thérapeutique générale ne seront pas hors de propos.

Le mode d'action des médicaments nous semble devoir être étudié sous les trois phases ou trois aspects suivants :

1re *phase.* — Porte d'entrée, c'est-à-dire introduction et action du médicament sur l'estomac ;

2e *phase.* — Voie de parcours, mode d'action sur les liquides, les tissus ou systèmes généraux et spéciaux ;

3e *phase.* — Phase de sortie ou action des médicaments sur les organes ou appareils éliminateurs.

Dans ces divers parcours, il s'exerce plusieurs sortes d'actions : des actions physiques, chimiques, dynamiques ou physiologiques. Mais l'action de tout médicament est faible ou nulle dans certaines de ces phases, et élective, prédominante dans d'autres ; c'est à ce dernier caractère qu'on reconnaît ses propriétés spéciales pharmaco-dynamiques (je ne dis pas spécifiques) ; ainsi l'émétique a, en outre de ses propriétés si complexes, celle bien remarquable, première et antérieure aux autres (voie d'entrée), de faire contracter l'estomac et de provoquer les vomissements; le calomel, de provoquer la sécrétion biliaire (voie d'entrée et de parcours); le nitre, la sécrétion urinaire (voie de sortie); la digitale (voie de parcours), d'apaiser les mouvements du cœur; l'opium (id.), de provoquer le sommeil, etc. — Ce sont autant de propriétés spéciales se rapportant à des systèmes

d'organes spéciaux, indépendamment d'autres effets généraux ou particuliers qu'ils peuvent exercer sur l'organisme,
soit directement ou indirectement.

Si nous voulons appliquer ces remarques au mode d'action
de l'iode, et si nous recherchons sur quels appareils organiques il exerce plus spécialement ses effets, son action
élective, nous trouverons que c'est bien incontestablement
sur le système lymphatique dans sa période de parcours.

Cet énergique médicament, du reste, exerce des effets
marqués dans le cours des trois phases que nous venons de
signaler. A la première phase, il exerce une action physiologique tonique, stimulante sur l'estomac, action précieuse
contre les dyspepsies, les vomissements même. Dans sa
phase de sortie ou d'élimination, il agit puissamment sur les
organes génito-urinaires qu'il excite et dont il ramène la
vitalité à l'état physiologique, dont il transforme les modalités pathologiques dans les cas de maladies, soit en les
désobstruant s'ils sont engorgés, soit en substituant une
irritation passagère à une irritation ou inflammation chronique, soit en modifiant des sécrétions catharrales anormales
ou viciées. C'est un des agents les plus précieux de la matière médicale contre les maladies si nombreuses de cet
appareil compliqué.

Mais les propriétés diverses de l'iode, dans ses phases de
pérégrination à travers l'économie, celles qui nous intéressent le plus actuellement, sont celles qui relèvent de son
mode d'action dans sa période de parcours, c'est-à-dire de
son action sur l'appareil lymphatique.

Dans toute science, c'est par l'étude des faits particuliers
qu'on s'élève à la connaissance des faits généraux.

Si nous étudions les effets qu'exercent les préparations
iodiques sur les parties du système lymphatique accessibles
à nos sens, comme les ganglions malades, hypertrophiés,
engorgés dans les affections lymphatiques et strumeuses,

nous constatons que, sous l'influence de ces préparations, administrées pendant un temps convenable, l'engorgement de ces ganglions se résout; que ces ganglions reviennent alors à leur état primitif normal; que les tissus anémiés, comme la peau, les muqueuses, se colorent sous la même influence et prennent du ton; que les fonctions nutritives générales se relèven t; que les forces se remontent; qu'il se produit en un mot une plus grande somme de vitalité. A quoi sont dus des effets aussi remarquables? A une *altération* profonde du système nutritif par excellence, le système lymphatique, atteint et modifié dans tous ses éléments et toutes ses parties par l'agent médicamenteux, puis vivifié, désobstrué et remonté au diapason de la vie saine, normale. Que se passe-t-il alors dans les profondeurs intimes [de ce système, dans les ganglions engorgés et hypertrophiés que nous avons pris pour exemple, dans ces ganglions où la cellule lymphatique, analogue à la cellule tuberculeuse, a proliféré outre mesure, puis régressé, dégénéré, pour constituer le tubercule scrofuleux, la matière caséeuse? — La réponse est facile, car le phénomène brûle les yeux. — Sous l'influence de l'agent pharmaco-dynamique, les cellules malades n'ont plus proliféré et se sont résorbées, laissant la place à des cellules saines, normales, émergeant naturellement, cette fois, des éléments histologiques d'un tissu ganglionnaire, d'une étoffe organique révivifiés et ramenés aux lois d'une nutrition et d'une fonctionnalité physiologique parfaites.

L'engorgement ganglionnaire, avons-nous dit, s'est résorbé, et à sa place nous trouvons les ganglions et les glandes réduits à leur volume naturel; mais un autre phénomène non moins important s'est produit. En même temps que l'iode a vaincu le tubercule local et sa genèse, il a du même coup modifié et relevé la nutrition générale, et, partant, affaibli d'autant, anéanti même les dispositions diathésiques. Et c'est ainsi qu'on peut dire qu'il a fait *coup double*, en rame-

nant l'appareil nourricier par excellence, l'appareil qui four-
nit au sang le suc lymphatique et les globules blancs ou
leucocytes, à son plus haut degré de vitalité, à sa virtualité
organique et fonctionnelle.

Voilà donc ce qui s'est passé, sous l'influence de l'administration de l'iode, sur les parties du système lymphatique
qui nous tombent sous la vue.

Je ne parle pas du mode de guérison par élimination sup-
puratoire, où le procédé curatif est complexe et n'infirme en
rien notre théorie; il y a seulement des facteurs de plus.

N'est-il pas rationnel de croire que les mêmes effets se
produisent dans les parties profondes qui concourent à
former l'appareil lymphatique dans son ensemble? Les
mêmes interprétations ne sont-elles pas applicables à l'histoire de la tuberculose pulmonaire, surtout si l'on songe
que celle-ci est l'affection scrofuleuse elle-même, mais plus
profonde, affectant la partie la plus essentielle du système
lymphatique, la racine, la matrice même de cet appareil,
ayant son siége dans un des organes les plus délicats et les
plus indispensables à la vie, les plus vasculaires et les plus
inflammables, pouvant y provoquer des réactions et des
destructions fatales, dans son évolution pathologique?

Nous disons bien haut avec Graves que *la phthisie est la
scrofule des poumons.* — Morton, Lugol, Guersant, Lebert,
Virchow, etc., reconnaissent l'identité de la scrofule et de la
phthisie. — La phthisie pulmonaire est une affection scrofuleuse, mais située plus profondément, comme je viens de le
dire, et dans des organes plus essentiels à la vie que les
ganglions lymphatiques, dont les maladies compromettent
rarement l'existence ; elle suscite en conséquence plus de
dangers.

Outre qu'elle siége dans le même système, elle offre les
mêmes altérations anatomiques, la même marche et les
mêmes symptômes, et réclame le même traitement. Elle

provient des mêmes causes, de la même diathèse, seulement elle survient pendant l'adolescence et la jeunesse, tandis que la scrofule est plus particulièrement propre à l'enfance.

J'ajoute encore, comme un trait de similitude de plus, qu'elle reconnaît la même influence héréditaire ; que des parents scrofuleux donnent naissance à des enfants phthisiques, et des parents phthisiques à des enfants scrofuleux, comme j'en puis citer un exemple bien remarquable à l'appui :

Un maçon et sa femme, de ma localité, sont allés s'établir à Paris, il y a une quarantaine d'années. La mère mourut phthisique une dizaine d'années après son séjour dans la capitale. Elle laissa quatre enfants, un garçon et trois filles. De ces quatre enfants, deux filles sont mortes phthisiques entre vingt et trente ans ; le fils aîné et la fille cadette vivent encore et se portent bien ; mais ils ont passé, jusqu'à l'âge de quinze à vingt ans, par toutes les phases de la scrofule la plus complète qui se puisse voir ; ils sont horriblement couturés dans la région du cou et ont suppuré longtemps. Je pourrais citer d'autres exemples.

Une analogie de plus consiste dans l'emploi et l'efficacité des mêmes moyens hygiéniques et pharmaceutiques.

Les médecins qui repoussent l'identité des deux diathèses sont obligés d'avouer que les deux affections sont liées entre elles par des liens très-proches de parenté, qu'elles dérivent souvent l'une de l'autre.

Tout nous autorise donc à croire et à dire que le fonds de la scrofule et de la phthisie étant le même, les médicaments qui guériront l'une pourront guérir l'autre ; que le mode d'action de l'iode, par exemple, qui guérit la scrofule, sera le même dans la tuberculose pulmonaire ; que les effets et les modifications intimes qu'il produira dans les ganglions tuberculeux, il les produira sur les tubercules pulmonaires. Il paraît dès lors impossible de contester l'analogie d'action sur deux modalités pathologiques, semblables dans leur nature, quoique différentes dans leur siége. S'il guérit moins souvent la phthisie que la scrofule, qu'il guérit presque toujours (1), quand on y met le temps, c'est, comme je l'ai dit, parce que le tubercule suscite un travail pathologique plus grave dans le poumon?

Mais pourquoi l'iode, reconnu si utile contre la scrofule et la phthisie pulmonaire, est-il si parcimonieusement prescrit?

Cela tient et a tenu jusque-là à l'imperfection de son mode d'administration. L'iode passe pour avoir des propriétée très-irritantes et nocives sur l'appareil digestif et respiratoire, s'il est administré à l'état de nature; c'est ce qui l'a fait repousser d'une manière formelle, absolue, par M. Pidoux, dans le traitement de cette affection.

M. Pidoux me paraît avoir singulièrement exagéré les dangers de l'iode, administré même dans de mauvaises conditions. Il s'est laissé emporter dans des termes de condamnation tels que j'ai dû, dans l'intérêt de la vérité, relever énergiquement une pareille proscription. Pour quelques inconvénients faciles à éviter, et que j'ai évités en incorporant d'une façon intime l'iode avec le lait, pour en neutraliser les propriétés irritantes et en faciliter l'administration et l'assimilation, il en a méconnu tous les avantages et s'est privé volontairement des services hors ligne qu'il peut rendre dans le traitement de la phthisie pulmonaire.

La question de l'emploi de l'iode dans la phthisie pulmonaire est la conséqnence forcée du grand syllogisme pathologique dont M. Pidoux lui-même a posé les prémisses, ainsi que nous allons le voir dans l'article suivant, où j'ai cru devoir répondre à M. Pidoux :

(1) Il est bien peu d'affections scrofuleuses, si invétérées qu'elles soient, qui ne cèdent à l'emploi du lait iodique administré un assez long temps, comme de six mois à un an par exemple.

Quant aux engorgements des glandes lymphatiques, aux gourmes, etc., leur guérison par le lait iodique est l'affaire de deux à trois mois de traitement.

« Le savant docteur Pidoux vient de publier dans l'Union Médicale (1) une série d'articles où il passe en revue et apprécie à sa manière les divers agents habituellement dirigés contre la phthisie et leur degré d'utilité. Il condamne l'emploi du fer; c'est une vieille rancune qui lui est commune avec Trousseau; mais cette condamnation n'a pas été ratifiée, que je sache, par les médecins praticiens, qui trouvent assez souvent dans l'emploi des ferrugineux l'occasion de satisfaire à certaines indications thérapeutiques. Arrivé au chapitre de l'iode, il le proscrit non moins énergiquement.

« Voici son jugement :

« Ce que je viens de dire (page 815) du fer dans la phthisie, « on peut le dire avec presque autant de vérité de l'iode et de « ses préparations. Ils sont, en effet, des stimulants spéciaux « immédiats de la membrane muqueuse de l'appareil respira- « toire, depuis celle des yeux et des fosses nasales jusqu'à « celle des petites bronches. Cette irritation est éminemment « congestive ; elle se traduit par des éternuments secs, « incessants, et une toux opiniâtre. Ce syndrome fait partie « du tableau général de l'iodisme, et rappelle involontaire- « ment celui de l'*exanthème morbilleux*. Or, il n'est guère plus « favorable que celui-ci à la tuberculose pulmonaire, et on « sait combien la rougeole, comme la coqueluche, lui est « funeste. Loin d'être substitutif, il excite les poumons dans le « même sens qu'elle; il pousse à l'évolution des tubercules. »
« Il y a, dans ce petit tableau, d'abord deux vices de rai- sonnement :

« 1° L'iodisme n'est qu'une *des rares* exceptions de l'em- ploi de l'iode, surtout lorsqu'il est administré sous certaines formes, — et nous savons qu'il ne faut pas prendre les rares exceptions pour la règle;

« 2° Il n'y a pas, de près ni de loin, analogie dans la

(1) 8 juin 1869.

nature, ni le mode d'action de l'iode et des exanthèmes morbilleux sur l'appareil broncho-pulmonaire.

« Bacon a grandement raison quand il recommande.de se défier des raisonnements par analogie ; ils ne sont souvent que spécieux ; mais M. Pidoux se fait gloire d'appartenir à la grande école cartésienne, et il a, en conséquence, des enjambées de maître !

« J'ai appris autrefois, dans les brillants articles ou discours publiés par notre savant confrère, — car je lis avec avidité toutes ses publications, c'est un si grand remueur d'idées ! — j'ai appris, dis-je, que la phthisie *provenait d'une altération de la nutrition représentée par son appareil fondamental, le système lymphatique* (discours à l'Académie de médecine). Or, si nous pénétrons plus avant dans la doctrine aimée du maître, le *spécificisme*, nous aurons vite les éléments d'un syllogisme dont Aristote ne récuserait pas la paternité.

« Je construis le syllogisme :

« L'altération de la nutrition représentée par le système lymphatique est cause de la phthisie ;

« L'iode est l'agent modificateur par excellence, *spécifique*, en un mot, du système lymphatique, dont il relève et régularise les fonctions ;

« Conclusion légitime :

« Donc l'iode, qui vivifie le système lymphatique et relève la nutrition, guérit la phthisie. C'est l'*a, b, c* de la logique.

« Ajoutez à cette action générale sur la nutrition déviée l'action directe de l'iode sur le tubercule et les infarctus phlegmasiques qui l'accompagnent, et vous verrez si un autre médicament peut entrer en ligne de compte avec cet énergique agent. L'histologie moderne ayant démontré que le tubercule de la phthisie n'est plus un produit hétéromorphe et qu'il est semblable en sa composition chimique au tubercule de la scrofule, on se demande pourquoi l'iode ne résoudrait pas aussi bien le premier que le second de ces produits. La chose a lieu, en effet, et plus souvent qu'on ne le croit, et c'est en quoi consiste surtout l'action spécifique de l'iode.

« Mais des vérités aussi simples, et que le maître nous a enseignées pour une bonne part, malgré lui peut-être, viennent contrarier singulièrement cet autre enfant chéri de son cœur, la doctrine des antagonismes pathologiques, doctrine abritée sous le drapeau fantaisiste de l'herpétisme, de l'arthritisme, etc., aboutissant en dernier lieu, par un dernier effort évolutif, à la phthisie pulmonaire, son couronnement légitime. A ces spéculations philosophiques correspond, dans la pratique, l'emploi des eaux sulfureuses dont M. Pidoux est le grand prêtre aux Eaux-Bonnes. Là, par le jeu des antagonismes, on remet toutes choses en place, et pour le mieux des malades.

« Franchement, j'aime mieux le syllogisme dont M. Pidoux m'a fourni la majeure et la mineure ; cela coule mieux que les Eaux-Bonnes dans leur application à la production des maladies antagonistes.

« M. Pidoux me paraît avoir commis un grand écart de génie — n'en commet pas qui veut — dans sa conception des antagonismes morbides. Je crois que, devant une pareille simultanéité d'affections morbides, les praticiens sont plus disposés à accuser des complications fâcheuse que des facteurs utiles au rétablissement de leurs malades.

« Je manie l'iode depuis de longues années ; j'ai pu me faire une opinion bien arrêtée sur son efficacité dans le traitement des maladies tuberculeuses ; eh bien, quoiqu'il m'en coûte de parler de moi et de mes humbles efforts pour arriver à la vérité, malgré le *Si parva licet companere magnis*, quand je me trouve en opposition *irréconciliable* avec une des plus vives lumières médicales de l'époque, je déclare hautement que M. Pidoux a commis la plus grande hérésie thérapeutique du siècle en proscrivant du traitement de la phthisie le médicament le plus puissant que nous puissions opposer à cette terrible maladie, la plus grande plaie sociale du XIXᵉ siècle. En y mettant le temps, on guérit quelquefois, assez souvent même, avec cet agent (j'en fournirai des preuves). Quand on ne guérit pas, on prolonge et améliore l'existence des malades. Je ne lui connais pour ainsi dire pas d'inconvénients quand il est administré sous la forme du lait iodique dont je suis l'auteur.

« Après cet héroïque agent vient l'arsenic. Ce dernier médicament agit surtout comme sédatif des systèmes nerveux et sanguin ; mais il a une action directe sur le tubercule moins puissante que celle de l'iode. (Comme dans le traitement de la scrofule, l'arsenic est primé par l'iode dans celui de la phthisie.)

« Quant au soufre, qui excite l'enthousiasme de M. Pidoux, je le repousse dans la grande majorité des cas ; il est trop excitant et trop congestif, très-utile contre les catarrhes pulmonaires, mais dangereux contre les phthisies à forme éréthique. Je me souviens qu'il y a quelques années, après avoir mis sur un bon pied, par le lait iodique, un beau jeune homme, parent du docteur Descottes, nous l'envoyâmes aux Eaux-Bonnes sous prétexte de corroborer sa guérison. Il nous revint avec des hémoptysies et une tuberculose aiguë qui l'emporta au bout de quelques mois. J'ai vu se répéter le même fait à propos d'une jeune dame envoyée aux Eaux-Bonnes par les célébrités médicales de Paris. Je sais bien que nos confrères des Eaux-Bonnes sont fort habiles dans l'administration de leurs eaux sulfureuses et en obtiennent de bons effets ; mais enfin je constate ce que j'ai vu, et, comme dit le proverbe : « *Chat échaudé craint l'eau froide !* »

« Je dois à la vérité de dire que je n'ai jamais vu se produire depareils accidents chez les malades phthisiques qui sont allés au Mont-Dore. Ils en reviennent apaisés, réconfortés, et je n'ai encore rien trouvé de mieux pour le traitement de la phthisie que l'alternance du lait iodique avec les eaux précieuses du Mont-Dore, surtout quand, pour intermèdes, les malades pouvaient se payer le luxe de la chèvre d'Amédée Latour, dont le lait chloruré agit manifestement comme anti-phlogistique et reconstituant. Avec ce *circulus* — joli mot créé par notre savant rédacteur en chef — j'ai obtenu des succès bien marqués.

« Je demande humblement pardon à notre célèbre médecin philosophe, M. Pidoux, d'avoir osé combattre quelques-unes de ses idées ; mais, vérité oblige. »

Je l'ai déjà dit plus haut : je fais amende honorable au sujet de la métamorphose que peuvent subir les maladies capitales, l'arthritisme, l'herpétisme, la syphilis, dans leur évolution héréditaire chez les ascendants pour aboutir à la tuberculose, car beaucoup de phthisies ne sauraient s'expliquer sans cette cause.

L'article de l'*Union médicale* que je viens de rapporter fut repris et commenté par le docteur Marchal (de Calvi), dans le numéro de la *Tribune médicale* du 1er août 1869.

L'ancien professeur du Val-de-Grâce avait condamné lui aussi, dans une note lue au Congrès médical de Paris, note intitulée : *Des médications offensives dans le traitement de la phthisie pulmonaire,* avait condamné l'emploi du fer, de l'iode et du soufre dans le traitement de la phthisie. Voici comment il vient à résipiscence dans l'article de la *Tribune médicale* où il me répond et qui est intitulé : *Le fer, l'iode, le soufre et l'arsenic dans le traitement de la phthisie :*

« Quand j'ai proscrit l'iode, j'ai parlé de l'iode en nature, de l'iode en sirop, en pilules, etc., non de l'iode en quelque sorte animalisé, non du lait iodique ; et je crois qu'il en est de même de M. Pidoux. La différence est immense entre les deux modes d'administration, et je comprends que le lait iodique puisse ne pas avoir les dangers de l'iode en nature. (Je me sers de cette expression, faute de mieux.)

« Je le comprends, parce que notre grand médicament contre la phthisie est encore l'huile de foie de morue, et que l'huile de foie de morue contient de l'iode; seulement l'iode, outre qu'il s'y trouve en proportion infime, y est animalisé, comme je l'ai dit pour me faire mieux comprendre.

« Je crois donc de mon devoir de formuler provisoirement une exception en faveur du lait iodé, et je regrette de n'y avoir pas réfléchi plus tôt. L'analogie autorise son emploi, et je l'essayerai moi-même, etc. »

« M. Pidoux vante le soufre et proscrit l'iode. Il est tout naturel que M. Bouyer vante l'iode et proscrive le soufre, le tout, bien entendu, de la meilleure foi du monde.... » Le soufre, très-efficace dans les affections catarrhales, est extrêmement dangereux, pernicieux, dans la phthisie pulmonaire... Les eaux sulfureuses ont assez de besogne avec le catarrhe, l'herpétisme et le rhumatisme, pour laisser les phthisiques dans leurs foyers et ne pas avancer leur fin... »

Le jugement sur le soufre est bien sévère, et il conviendrait de faire des réserves, si on adopte la doctrine de l'antagonisme des maladies capitales.

Plus tard, il fut convenu entre le célèbre rédacteur de la *Tribune médicale* et moi, que nous reprendrions la question du traitement de la phthisie dans son journal. J'avais préparé dans cette intention quelques matériaux ; mais entre-temps la funeste guerre de 1870 arriva, et après la guerre l'éloquent écrivain mourut subitement. Il n'a pu être donné suite à ce projet. Je le reprends aujourd'hui, et je reviens à la question du traitement de la première période de la phthisie pulmonaire.

C'est dans cette période surtout, et alors que les désordres pulmonaires n'ont pas encore pris une grande extension, que les productions phymatiques n'occupent pas encore une grande étendue, que les cellules malades n'ont pas pris complétement la place des cellules normales, que les tissus sains, le *vita sana superstes,* peuvent prêter un point d'appui salutaire à l'action des agents pharmaco-dynamiques, et entraîner sous cette influence, et par l'effet du consensus, les tissus malades vers une promotion organique plus saine et de meilleur aloi; c'est à cette période surtout, lorsque l'affection tuberculeuse, localisée, n'a pas encore réagi sympathiquement sur les grandes fonctions de l'économie, ne leur a pas imprimé l'entraînement tuberculeux, qu'il est utile et rationnel d'administrer le modificateur par excellence du système lymphatique, le fondant des tubercules, c'est-à-dire l'iode animalisé, sous forme de lait iodique, c'est-à-dire incorporé d'une façon intime avec le lait d'après les règles indiquées dans le journal *l'Union médicale* de juin 1865.

Le lait iodique est une préparation pharmaceutique complexe, résultant de la réaction de l'iode sur les sels alcalins du lait, et contenant des iodates, des iodures et un peu d'iode en nature. (Analyse de la Société des sciences médicales du Puy-de-Dôme.)

Si la composition du lait iodique est complexe, on ne doit pas être surpris de lui trouver des propriétés nouvelles ignorées jusqu'alors. Qui a jamais expérimenté les iodates alcalins? Quoi qu'il en soit, ce médicament est très-bien supporté par tous les malades et n'irrite ni l'estomac ni la muqueuse respiratoire. Son mode d'administration est facile et son goût agréable.

A cette première période de la phthisie le lait iodique guérit souvent. C'est un puissant fondant résolutif des tubercules naissants et un agent modificateur général puissant, un *altérant* en un mot. C'est de cette façon qu'il combat la diathèse. Donné à la période d'imminence morbide, de prédisposition chez les personnes pâles, lymphatiques, prédestinées, il est un bon préservatif et empêche les manifestations tuberculeuses. Nul autre médicament ne peut lutter de puissance avec le lait iodique dans la médecine des enfants.

Au deuxième degré, alors que les tubercules se ramollissent, que la toux est incessante, que l'expectoration est abondante et caractéristique, que la fièvre hectique s'allume, que l'appétit se perd, que les sueurs et la diarrhée apparaissent et que l'amaigrissement fait des progrès rapides, il intervient avantageusement pour combattre ces symptômes. Il calme la toux, diminue l'abondance et la nature de l'expectoration, augmente l'appétit et fait renaître les forces avec l'embonpoint. Plusieurs phthisiques atteints à ce degré lui doivent leur guérison, comme je vais en citer des exemples. Mais on comprend que les cas de guérison soient moins fréquents qu'au premier degré, parce que les altérations organiques sont plus étendues et plus profondes, et l'économie plus gravement atteinte. Dans tous les cas, il améliore encore l'état local et général des phthisiques qu'il ne guérit pas.

Au troisième degré, les cures sont rares. Cela se comprend de reste. Mais plusieurs malades se trouvent quelquefois soulagés et réconfortés.

D'une manière générale, on reconnaît l'action médicatrice favorable du lait iodique, quand on voit renaître l'appétit, l'embonpoint et les couleurs, diminuer la toux, diminuer aussi l'abondance de l'expectoration, modifier la nature de cette dernière, qui de muco ou pyo-tuberculeuse devient bientôt muqueuse, fibrineuse, moins épaisse et plus fluide, preuve de l'action directe du lait iodique sur le tubercule.

Donné aux doses que je ferai connaître dans l'exposé de mes observations, soit habituellement une demi-cuillerée à bouche, matin et soir pour les adultes, et à la dose d'une cuillerée à café pour les enfants, dissous dans une tasse d'eau chaude ou d'une tisane quelconque, le sirop de lait iodique doit être continué longtemps, jusqu'à ce que l'amélioration tant locale que générale soit bien établie. Puis abandonné et repris de temps en temps, de deux mois l'un ;

puis plus tard encore repris dans la saison de l'automne et du printemps.

Contre la fièvre à redoublements vespérins, j'emploie le lait arsenical qui a moins d'inconvénients que la quinine, dont l'usage peut être continué plus longtemps, qui réconforte en même temps et a une action marquée du reste sur le système lymphatique, sur la tuberculisation par conséquent, mais action moins énergique, moins curative que celle de l'iode. Cette alternance est utile à plus d'un titre. Elle empêche l'organisme de devenir réfractaire à la longue à l'action d'un même médicament, elle empêche ce dernier de s'user. Comme intermède, le lait de chèvre chloruré, d'après la méthode et les règles tracées par le docteur Am. Latour, jouit également d'une grande efficacité. C'est un anti-phlogistique et un reconstituant. Mais quand vient la saison des eaux et que les malades peuvent supporter le voyage, il faut sans hésiter les envoyer au Mont-Dore, dont les eaux toni-sédatives et fondantes en même temps modifient avantageusement, s'ils ne l'enrayent même, la tuberculose pulmonaire. Voilà le *circulus* thérapeutique qui m'a le mieux réussi jusque-là. Je n'ai pas parlé des diverses médications dirigées contre les symptômes généraux et les complications de la phthisie. Ces questions ont été traitées magistralement dans les ouvrages des docteurs Guéneau de Mussy, Fonssagrive, Hérard et Cornil, Pidoux. — Je fais seulement des réserves : je proscris les antimoniaux à doses contre-stimulantes qui dépriment, et ne recherche que leur action décongestionnante et résolutive ; je proscris également l'application répétée des grands vésicatoires qui allument la fièvre et précipitent l'évolution tuberculeuse.

Le lait iodique est bien supérieur à l'huile de foie de morue, tant par ses propriétés thérapeutiques mieux accentuées que par la facilité de son administration.

Les motifs qui doivent faire préférer le lait iodique à l'huile

de foie de morue sont des plus plausibles et sautent aux yeux.
L'huile de foie de morue vaut par ses qualités analeptiques,
les matières carbonées, et par l'iode, principe médicamenteux. Mais l'iode y est contenu en bien petite quantité,
tandis que dans le lait iodique il est abondant et à doses
fixes. Quant aux principes analeptiques, ils sont plus com-
plets, plus assimilables dans le lait iodique, qui offre encore
cet avantage inappréciable de restituer à l'économie les sels
alcalins dont la déperdition se fait d'une façon si abondante
par les crachats et les sueurs. Cette déperdition si fâcheuse
de nourriture minérale est une cause puissante de dépérissement et d'hectisie.

Concurremment avec le lait iodique, je prescris une nourriture réparatrice autant que possible; car il faut remonter
la nutrition générale déviée et pervertie. Une bonne nourriture, bien assimilée, est le plus puissant des antidiathési-
ques. C'est aussi le meilleur dérivatif, car une bonne
assimilation réclame sa part des forces de l'organisme qu'elle
décentralise, et à cette fin dégage d'autant l'affection pulmonaire ou le travail de concentration pathologique, car la
force vitale est une, et il n'y a que des transformations. Aussi
bien les malades, quand le médicament produit tout son
effet, voient, avec un appétit augmenté et une assimilation
plus puissante, renaître l'embonpoint, les forces, la vigueur
et la gaîté. Les fébricules disparaissent même volontiers, et
il n'est pas toujours nécessaire de recourir à l'arsenic. J'expérimente ce traitement depuis quinze ans. A part quelques
articles de journaux, j'ai attendu un long temps avant de
publier un travail d'ensemble qui pût inspirer confiance
par la durée de l'expérimentation et la solidité des résultats
obtenus. Le moment est venu de remplir mon devoir. Je le
fais avec la certitude qu'en démontrant par des faits hors de
conteste que la phthisie est curable, j'aurai rendu service à
la science et à l'humanité.

Nous allons maintenant passer en revue les observations cliniques que je veux faire valoir à l'appui des bons effets du lait iodique.

CHAPITRE II.

Observations cliniques tendant à démontrer les bons effets de l'emploi du lait iodique contre la Phthisie pulmonaire.

J'expérimente le lait iodique contre la phthisie, depuis quinze ans. J'ai vu et traité un grand nombre de poitrinaires. Je vais relever les cas les plus saillants où son action a été manifestement curative, et quelques autres aussi où la guérison n'a été que temporaire, c'est-à-dire, a été suivie, dans un délai plus ou moins éloigné, de nouvelles poussées tuberculeuses, cas qu'on pourrait considérer dès lors comme de simples améliorations.

Je suivrai l'ordre chronologique de mon expérimentation. A cette distance de plusieurs lustres, il ne saurait plus exister de doutes sur la réalité des effets thérapeutiques obtenus, car l'expérience et le temps sont les meilleurs des maîtres et peuvent seuls apporter une légitime consécration à des efforts longtemps continués.

OBSERVATION Iʳᵉ. — Première atteinte de Phthisie pulmonaire en 1859; deuxième atteinte en 1873.

Je copie littéralement la première partie de cette observation dans ma *Notice* (page 18) *sur les propriétés thérapeutiques de l'iode et les avantages que présente l'emploi du sirop de lait iodé*, mémoire lu, dans la séance du 21 juillet 1861, devant

la Société médicale de la Creuse, et suivi du rapport de la
Commission chargée d'examiner ce travail (Dᴿ Desfosses-
Lagravière, rapporteur).

1ʳᵉ *Atteinte, en* 1849. — « Bathias, sabotier, 22 ans, a été
pris, en 1859, pendant le cours d'une fièvre continue, d'accidents du côté de la poitrine, qui nous firent craindre, vers
la fin surtout de cette fièvre, au médecin ordinaire de ce
malade, M. Bonnet, et à moi, le développement de tubercules pulmonaires. Des craquements au sommet des poumons,
une expectoration nummulaire étaient choses peu rassuran-
tes, d'autant plus qu'un frère et une sœur de ce jeune homme
étaients morts poitrinaires. Le sirop de lait iodé, pris seulement pendant un mois, l'a tiré miraculeusement d'un état
aussi inquiétant, et aujourd'hui, 6 juillet 1861, le jeune
homme jouit d'une excellente santé. »

2ᵉ *Atteinte, en* 1873. — « Quatorze ans plus tard, dans l'été
de 1873, Bathias, alors âgé de 36 ans, est pris encore d'une fièvre continue avec redoublements vespérins, toux, crachats
significatifs, perte d'appétit, amaigrissement. Il y avait deux
mois que le malade gardait le lit, lorsque je fus consulté. De
gros râles sous-crépitants occupent le sommet du poumon
droit, avec de la matité bien marquée dans cette région ; la
toux est fréquente, l'expectoration caractéristique d'une
fonte tuberculeuse commençante ; soif vive, fièvre avec
redoublements vespérins, sueurs nocturnes, etc.

« Contre les redoublements, j'ordonne une cuillerée à café
le matin, et une deuxième à midi, de sirop de lait arséniaté ;
puis, au bout de trois semaines, quand la fièvre est calmée,
quoique non complètement disparue, je prescris le sirop de
lait iodique, à la dose d'une cuillerée à bouche matin et soir.

« A mesure que l'appétit renaît, la fièvre disparaît, la toux
se calme et l'expectoration diminue. Au bout de quatre mois
de traitement, Bathias est complétement rétabli ; les forces

sont revenues avec l'embonpoint. Maintenant, en octobre 1874, le poumon droit ne présente aucun phénomène morbide appréciable ; le malade a repris son état et travaille sans fatigue du matin au soir. »

Remarque. — Voilà donc un exemple d'une double guérison de phthisie chez le même malade, atteint à quatorze ans de distance ; la deuxième atteinte, ou récidive, a mis plus de temps à guérir que la première attaque. Mais, enfin, j'ai pu obtenir une guérison complète.

OBSERVATION II. — Phthisie au 2ᵉ degré.

Je prends encore cette observation dans mon premier mémoire cité plus haut, page 18, où je la copie textuellement :

« La femme Vitte, 28 ans, a perdu une sœur phthisique ; une autre sœur qui habite une localité éloignée est, dit-on, sur le point de mourir de la même maladie. Depuis deux ans, cette malade tousse et crache beaucoup ; elle a singulièrement dépéri. Je la vois en janvier 1859. — Matité au sommet des poumons, plus prononcée à droite ; respiration rude en certains endroits et obscure en certains autres, avec râles muqueux et sous-crépitants. Cette affection est merveilleusement modifiée, au bout de quelques mois de traitement, par le lait iodé, et aujourd'hui, deux ans après le traitement en question, cette persone, sans être un type de bonne santé, vaque à ses occupations de ménage et se maintient bien. Je dois ajouter qu'il y a un an, devant une légère recrudescence des accidents pulmonaires, je fis reprendre l'usage du lait iodé pendant un mois. Les accidents en question se dissipèrent encore comme par enchantement. Actuellement la santé de cette femme se maintient convenablement, quoiqu'elle tousse encore de temps en temps.

« Jusqu'en 1866, cette femme a été sujette aux bronchites, dans l'hiver surtout. Le lait iodique en triomphait chaque fois. Puis la poitrine s'est fortifiée, les forces et l'embonpoint étaient revenus, lorsqu'en 1870, elle a été prise d'une variole hémorrhagique qui l'a enlevée promptement. »

Remarque. — Ce n'est pas là un exemple de guérison, mais bien d'une amélioration bien remarquable, qui a duré douze ans et qui, certainement, se serait maintenue, si une épidémie de variole ne fût venue la frapper. Cette femme a laissé une fille qui a été atteinte d'accidents lymphatico-scrofuleux, vers l'âge de douze ans, et que l'emploi du lait iodique a complétement guérie.

OBSERVATION III.

Le nommé Le....., frère de la femme précédente, âgé de 38 ans, a été atteint de tuberculisation pulmonaire en 1868, avec des accès de nervosisme et d'hypochondrie. Le traitement a duré près d'un an. Il a consisté dans l'emploi du lait iodique et du lait arséniaté alternativement. Ce malade était hectique. Depuis quatre ans, la santé générale est parfaite. Le malade ne tousse plus, et a pris un remarquable embonpoint. Y aura-t-il plus tard récidive? — Rien n'autorise à le croire. Mais je me tiens sur la réserve.

OBSERVATION IV. — Phthisie héréditaire. — Nombreuses récidives.

Cette observation a été ébauchée dans mon mémoire cité plus haut, page 21.

Je la résumerai en quelques mots :

« Madame L..., 45 ans, père et sœur morts phthisiques, d'une constitution faible, est très-sujette aux rhumes. Au

4

printemps de 1860, elle prit une grave bronchite avec fièvre ;
traitée par les expectorants et les vésicatoires, elle guérit
lentement. Dans sa convalence, je constate de la matité en
haut du poumon droit, avec des râles muqueux. L'expectoration est très-abondante. Je la soumets alors au traitement
par le lait iodique. Une amélioration remarquable, tant locale
que générale, ne tarde pas à survenir. Depuis cette époque, il
est rare que madame L... ne contracte pas de graves bronchites, au moins une fois l'an, avec expectoration sanguino-
lente.

« Le même traitement est toujours appliqué avec succès.
Depuis cinq ans, c'est le poumon gauche qui s'est pris. Les
crachats sont plus caractéristiques dans les dernières années
qu'au début. Voilà pourtant deux ans qu'il n'y a pas eu de
bronchite, — je devrais dire récidive. — Madame L... est
devenue très-grasse depuis cette époque. On entend à peine
quelques rares craquements dans les fortes inspirations. Sa
sœur et son neveu, qui n'ont pas suivi le même traitement,
sont morts poitrinaires, il y a quelques années. Je crois que
cette dame arrivera maintenant au terme d'une longue car-
rière. »

OBSERVATION V.—Irritation broncho-pulmonaire.—Première atteinte de
phthisie en 1860. — Guérison jusqu'en 1870. — Récidive et mort.

Je tire encore cette observation du mémoire précité,
page 23. Je cite textuellement :

« La femme Boucher, 48 ans, est atteinte, en 1860, d'une
irritation broncho-pulmonaire, qui depuis dix mois la tient
presque constamment au lit. Toux fréquente, douleurs thoraciques, appétit mauvais, dépérissement, râles muqueux et
sous-crépitants diffus, avec quelques points d'engorgement
pulmonaire. Un peu d'agitation fébrile de temps en temps.
Cette malade est très-douillette, se croit perdue et se refuse

à suivre un traitement méthodique. Je parviens, non sans peine, à la décider à faire usage de dragées au lait iodé, à la dose de cinq ou six par jour. Une amélioration remarquable ne tarde pas à survenir. Un mois après l'usage des dragées, la femme Boucher vaquait aux soins de son ménage, avait l'appétit bon et se plaignait faiblement de ses accidents thoraciques. Elle était dans l'enchantement. »

La santé de cette femme s'est maintenue bonne pendant dix ans, jusqu'en 1870. A cette époque, elle a été reprise de nouveaux accidents pulmonaires. Elle s'est montrée revêche au traitement iodique, qu'on a essayé de remplacer par l'huile de foie de morue. Mais cette récidive l'a emportée après quelques mois de maladie.

Remarque. — Tout porte à croire que si cette malade eût voulu suivre le traitement iodique, elle eût guéri comme la première fois et comme les malades cités plus haut.

Il n'est pas inutile de faire remarquer le titre que portait dans le principe cette observation : *Irritation broncho-pulmonaire.*

La suite a prouvé que c'était bien d'une véritable tuberculisation qu'était atteinte la femme Boucher.

Ce n'est pas ici le cas de dire, en fait de diagnostic, que *prudence est mère de sûreté!*

OBSERVATION VI. — Première atteinte de phthisie en 1861. — Guérison. Récidive en 1872. — Mort.

Je reproduis encore cette orbservation, pour une partie, de mon mémoire précité plus haut, page 23.

Cette observation est intéressante, en ce que le diagnostic *tuberculose* a été contesté au début. La fin de cette malade m'a donné tristement raison.

« Mademoiselle J..., 26 ans, pâle, triste jusqu'à l'hypochondrie, se plaignant de douleurs intercostales, pleurant sans motif, expectore les matins une matière mucoso-purulente, avec des stries sanguinolentes ; râles muqueux au sommet du poumon, craquements humides et leucorrhée. Un traitement par les ferrugineux et l'huile de foie de morue n'a amené aucun amendement. Le traitement par le lait iodé a bien vite modifié cet état de choses. Sa santé est aujourd'hui très-satisfaisante. »

En 1864, cette demoiselle s'est mariée. Elle a eu un enfant. Bien portante jusqu'en 1870, elle est entrée dans un bureau télégraphique, où les nécessités du service l'obligeaient à se lever souvent la nuit. A la suite de refroidissements répétés, elle a été reprise d'accidents broncho-pulmonaires qu'elle a négligé de soigner tout d'abord. Puis la phthisie a pris une marche aiguë, et quand je l'ai vue quelques mois plus tard, en 1872, elle était en pleine fièvre hectique tuberculeuse, avec une vaste caverne dans le poumon gauche, c'est-à-dire sans espoir. Le lait iodique a pu procurer une légère amélioration qui ne s'est maintenue que pendant six semaines. Il était trop tard !

Remarque. — Comme on vient de le voir, la guérison de l'affection tuberculeuse de cette malade s'est maintenue pendant onze ans. C'est sous l'influence néfaste d'une seconde poussée tuberculeuse, traitée trop tard, que cette malade a succombé.

OBSERVATION VII. — Phthisie confirmée. — Inefficacité de l'huile de foie de morue. — Guérison sous l'influence du sirop de lait iodique. (Cette observation est tirée du mémoire du docteur Richelot, intitulé : *Mémoire sur l'emploi thérapeutique des laits médicamenteux*, du docteur Bouyer, page 9. — Extrait de l'*Union médicale*, avril et mai 1865.)

« G..., 35 ans, malade depuis un an. Le traitement a consisté principalement dans l'emploi de l'huile de foie de morue, dont le malade a pris une quantité considérable. Voyant que son état ne s'améliore point, il consulte le docteur Bouyer, et se met à l'usage du sirop de lait iodique, qu'il continue pendant quatre à cinq mois. Aujourd'hui, il est transformé, si l'on peut ainsi dire ; il vaque à ses affaires, comme avant sa maladie. M. Bouyer fait ici une remarque qui n'est pas sans intérêt. Ce malade a pris du sirop de lait iodique à l'insu de ses premiers médecins, qui attribuent la guérison aux moyens qu'ils avaient prescrits. On comprend toute l'importance de cette circonstance particulière. En effet, c'est un témoignage de plus en faveur de la réalité du diagnostic porté et de la guérison obtenue. »

Remarque. — La santé de ce malade, depuis 1860, continue d'être excellente. Il y a donc eu guérison complète.

OBSERVATION VIII. — Phthisie pulmonaire succédant à la guérison d'une fistule à l'anus. — Emploi du sirop de lait iodique. — Guérison.

Je tire encore cette observation du mémoire du docteur Richelot, cité plus haut :

« B..., 30 ans, frère mort phthisique. Ce jeune homme, opéré par le docteur Bouyer, à deux reprises, d'une fistule à l'anus, en 1862, est pris, quelques mois après, d'accidents du côté de la poitrine, sorte de métastase. Son poumon gauche se creuse rapidement, et tout paraissait perdu, lorsque M. Bouyer le mit à l'usage du sirop de lait iodique. La guérison fut prompte. Au bout de deux mois, dit notre confrère, la caverne était cicatrisée, et l'on entendait seulement quelques râles muqueux. Au moment où cette note était publiée, la cure était complète, et le jeune homme travaillait sur la ligne du chemin de fer.

« M. Bouyer a fait voir, dans le temps, ce jeune homme aux

docteurs Desfosses-Lagravière, de Boussac, et Descottes, de Bénévent. »

« Jusqu'au commencement de l'année 1871, la santé de Boucher a été bonne. Il travaillait comme cantonnier sur une de nos routes.

« J'ai appris qu'au printemps de cette année, il s'était remis à tousser et s'était alité pendant plusieurs mois, pour ne plus se relever.

« J'ignore le traitement que lui a fait suivre le médecin qui a été appelé. En tout cas, le malade n'a pas gagné au change ! »

Remarque. — La nature de cette affection tuberculeuse a été contestée au début. Cela paraissait trop fort de voir une caverne se cicatriser ! C'est le cas de dire : *naturam morborum ostendunt curationes.*

Autre détail important : une sœur de Boucher est morte phthisique en 1873, sans traitement, je crois.

OBSERVATION IX. — Phthisie au deuxième degré. — Guérison radicale.

« Jean Delage, 30 ans, cultivateur, vient me consulter au printemps de 1862. Grand, maigre, bien musclé, il tousse depuis l'hiver, a maigri et ne mange presque plus. Je constate, à la percussion, de la matité au sommet des deux poumons, du droit surtout, où on entend des craquements humides, accompagnés de râles muqueux caractéristiques. L'expectoration est abondante et comporte des crachats déchiquetés et caséeux. Je le soumets au traitement par le lait iodique. Très-sensiblement, l'expectoration diminue avec le temps, et les crachats en devenant moins abondants, deviennent plus fluides, plus homogènes et plus muqueux ; l'appétit renaît et la force en même temps. Au bout de trois mois, on ne perçoit plus qu'un peu de rudesse respiratoire ; l'amélioration s'est continuée et la guérison a été complète à la fin de l'année. Delage est aujourd'hui chez moi, comme domestique-maître, et depuis douze ans, il n'a rien éprouvé du côté de la poitrine.

« Au début, ce malade avait été vu par le docteur Aubusson, qui lui avait prescrit de l'huile de foie de morue, dont il n'avait tiré aucun bénéfice. »

Remarque. — C'est là, sans contredit, un des plus beaux cas de guérison certaine de phthisie pulmonaire par le lait iodique qu'on puisse voir. Il n'est pas de médecin qui pourrait soupçonner aujourd'hui, à l'examen de la poitrine de Delage, que ses poumons ont été atteints de tuberculisation.

OBSERVATION X. — Grave phthisie au deuxième degré. — Grande amélioration par le lait iodique.

« Chanliat, âgé alors de 28 ans, me consulte en 1866, pour une phthisie pulmonaire au deuxième degré, avec fièvre hectique, oppression la nuit, expectoration abondante et caractéristique, striée de sang, par suite de fonte tuberculeuse. Ce malade ne me paraît pas avoir de longs mois à vivre. Je le soumets néanmoins à l'usage du lait iodique administré le soir, et du lait arséniaté administré le matin, une demi-cuillerée à bouche de chaque. Au bout d'un mois, les accès de fièvre hectique s'étaient apaisés, la toux était moins fréquente, l'expectoration moins abondante et plus fluide, l'appétit revenu. Je m'en tiens alors à l'administration seule du lait iodique matin et soir. Peu à peu l'affection pulmonaire s'amende, les râles diminuent de nombre et d'intensité, la respiration devient plus facile, le malade se sent plus fort. Six mois après, il reprenait ses travaux agricoles, avec modération toutefois. Le traitement a duré un an. Le malade n'a pas été guéri complétement comme le précédent. Il fait encore fréquemment des bronchites ; mais, vu l'état antérieur, son amélioration pourrait passer pour une résurrection.

« Pendant les trois années 1867, 68 et 69, il s'est remis, pendant un mois de l'automne et du printemps, à l'usage du lait iodique, et il a pu jouir et jouit encore d'une santé relativement bonne, quoique on constate toujours quelques râles muqueux au sommet des poumons, du droit surtout. »

Remarque. — Ce malade doit certainement la vie au lait iodique. Il était presque mourant quand j'ai commencé le traitement. Ce n'est pas là une guérison dans l'acception du mot, mais bien une amélioration à long terme fort remarquable.

OBSERVATION XI. — Phthisie au deuxième degré. — Guérison après deux ans de traitement. — Consolidation de la guérison jusqu'à ce jour.

« Marguerite Lelong, 28 ans, vient me consulter le 20 juin 1866. Pâle, amaigrie, les chairs molles, cette femme n'a vu ses règles que deux fois depuis cinq ans, à la suite d'un refroidissement suivi d'un rhume qui s'est reproduit souvent depuis 1864. Elle a craché plusieurs fois du sang, a maigri, mange peu, est très-affaiblie et expectore considérablement.

« L'examen de la poitrine me fait constater de la matité en haut du poumon droit et des râles sous-crépitants humides dans cette région. Je la mets à l'usage du sirop de lait iodique. Dès le 29 juin, la malade tousse un peu moins et mange un peu plus. Ses crachats sont plus faciles, mais, dit-elle, plus épais. Le 12 juillet, moins de toux, crachats moins opaques, moins de râles à l'auscultation, augmentation marquée de l'appétit.

« Pendant le mois d'août, toute amélioration paraît enrayée et l'appétit a diminué.

« En septembre, l'amélioration reparaît, le poumon se dégage à la partie supéro-antérieure, mais la partie postérieure sous-scapulaire est fortement engouée. — Un purgatif pour combattre l'amertume de la bouche ; continuation du lait iodique.

« Le traitement iodique est poursuivi jusqu'au printemps de l'année suivante, 1867, avec des alternatives de hausse et de baisse dans l'état local et général. Enfin, dans l'été de 1867, la nature reprend le dessus ; la femme Lelong est devenue plus riche en chair et en couleurs, les menstrues sont revenues, la toux et l'expectoration ont diminué, quoiqu'on entende encore quelques râles muqueux. Dans l'hiver 1867-68, reprise du traitement iodique pendant deux mois.

« Sa santé, depuis ce temps (six ans), s'est rétablie progressivement, et à présent (1874), l'examen du poumon le plus minutieux ne laisse rien percevoir d'anormal. »

Remarque. — La guérison est donc complète chez cette malade ; mais elle a été longue à obtenir, avec des hausses et des baisses, la nature de cette femme se montrant de temps en temps réfractaire à l'action du lait iodique. J'ai tenu bon, et le succès définitif a donné raison à mes efforts.

Aujourd'hui, cette femme est grasse, forte, colorée, bien réglée, et paraît devoir vivre de longs jours.

OBSERVATION XII.

J'aurais à reproduire des détails presque identiques au sujet de la fille Laprade, alors âgée de 28 ans, traitée à la même époque, pendant six mois, par le lait iodique, pour une phthisie pulmonaire frisant le deuxième degré, avec arrêt des menstrues ; phthisie contractée à Paris, qu'elle avait habité depuis quelques couples d'années, avec cette différence toutefois, qu'elle n'a jamais été réfractaire au traitement iodique. Cette fille, bien rétablie, bien menstruée après six mois de traitement, s'est mariée l'année suivante, a eu des enfants, et se porte admirablement maintenant.

Remarque. — Comme dans le cas de l'observation précédente, la menstruation s'est rétablie sous l'influence du
traitement iodique.

OBSERVATION XIII. — Phthisie confirmée. — Antécédents de famille. —
Amélioration par l'emploi du sirop de lait iodique. — Nouvelle poussée
tuberculeuse. — Nouvelle amélioration par le même traitement. — Cure
au Mont–Dore. — Reprise du sirop de lait iodique. — Guérison. (OBSERV.
tirée du Mémoire du docteur Richelot, *cité plus haut*, p. 11, OBSERV. XXIII).

« Madame P... est âgée de 40 ans; son père est mort poi-
trinaire. Elle est assez délicate de complexion. Dans son
enfance, elle a eu des ganglions suppurés, dont elle porte
les traces. Depuis environ quatre ans, elle a craché du sang,
à plusieurs reprises.

«En juin 1863, elle consulta le docteur Bouyer. Elle était à
la fin d'une grippe qui l'avait beaucoup fatiguée. M. Bouyer
constata l'état suivant : Amaigrissement, perte de l'appétit,
sueurs nocturnes, toux fréquente, expectoration abondante
et caractéristique de la fonte tuberculeuse, matité, craquements et râles muqueux dans le sommet du poumon droit.
M. Bouyer prescrivit l'usage du sirop de lait iodique, à l'in-
térieur, et les frictions avec la teinture d'iode sur la région
correspondant à la partie malade. Sous l'influence de ce traitement, sa santé s'améliora rapidement, l'appétit et l'embonpoint revinrent avec de meilleures digestions, les sueurs
nocturnes disparurent, la toux et l'expectoration cessèrent
progressivement. Au bout de trois mois, Madame P... jouis-
sait d'une santé qui semblait parfaite; c'est à peine si, dans
le sommet du poumon malade, on percevait un peu de rudesse du bruit respiratoire.

« Cet état satisfaisant s'est maintenu jusqu'en mai 1864.
A cette époque et au commencement de juin, crachements
de sang, toux et expectoration, diminution de l'appétit, com-

mencement d'amaigrissement ; reprise du sirop de lait iodique
suivie, comme la première fois, d'une amélioration progres-
sive. Au commencement de juillet, M. Bouyer constate : Matité
comme l'an dernier, râle sous-crépitant, lorsqu'on fait tousser la malade, expiration prolongée et vibrante vers la fin.
Les symptômes étaient moins graves que l'année précédente ;
mais il était permis de croire que, sans la reprise du traitement iodique, cette seconde poussée tuberculeuse aurait
produit des ravages plus considérables.

« Dans ces conditions, M. Bouyer conseilla à sa cliente
une cure au Mont-Dore. Cette cure, faite sous ma direction,
a été très-bien supportée, dans le courant du mois de juillet
dernier. Au moment où la malade quitta le Mont-Dore, j'ai
pu constater une amélioration très-marquée dans les signes
stéthoscopiques. Un mois après son retour des eaux, elle
s'est remise à l'usage du sirop de lait iodique. Aujourd'hui,
sa santé est excellente.

« Cette dame a fait, depuis, plusieurs cures au Mont-Dore
pendant les années suivantes, en ayant soin de reprendre
l'usage du lait iodique pendant les premiers mois de l'hiver
qui suivait la cure. Et, entre temps, toutes les fois que la
toux revenait, elle reprenait immédiatement, pendant un
mois ou deux, du lait iodique, et avouait ne pouvoir faire
disparaître sa toux que par ce moyen, qui lui réussissait
toujours.

« Depuis plusieurs années, Madame P... ne va plus au
Mont-Dore : ses poumons sont en bon état, elle offre un
embonpoint remarquable et toutes les apparences de la plus
belle santé. »

Remarque. — On voit que, malgré l'action si prompte et si
efficace du lait iodique, cette dame a mis plusieurs années
pour arriver à une guérison parfaite. Il n'a pas fallu moins
que l'alternance de l'emploi du lait iodique et des eaux

thermales du Mont-Dore, répétée un certain nombre d'années, pour obtenir un résultat aussi remarquable.

OBSERVATION XIV. — Phthisie existant entre le premier et le deuxième degré. — Guérison.

« Le nommé Vignaud, âgé de 36 ans, vient me consulter au printemps de 1864 pour une toux qui, disait-il, le fatiguait depuis plusieurs mois, lui avait fait perdre l'appétit et les forces. L'examen stéthoscopique me fait reconnaître des craquements et des rhoncus au sommet |du poumon droit; l'expectoration commence à être assez caractéristique, et l'amaigrissement à se prononcer. L'usage du lait iodique amène un prompt amendement, tant dans l'état local que dans l'état général. Il y avait deux mois qu'il était en traitement, quand je lui conseillai une cure au Mont-Dore, pour corroborer les résultats satisfaisants obtenus par le lait iodique. Cette cure lui fit grand bien, et à son retour, il ne restait dans le poumon qu'un peu de respiration rude. Je le remis, à l'entrée de l'hiver, à l'usage du lait iodique, pendant trois à quatre mois.

«L'amélioration est devenue, au [printemps suivant, de la guérison ; car les poumons, à cette époque, ne présentaient plus rien d'anormal. La guérison ne s'est pas démentie depuis cette époque (dix ans), Vignaud est aujourd'hui un homme type de la plus belle santé.

Remarque. — J'ai appliqué à ce malade la méthode de l'alternance du traitement iodique et arsenical : 1° parce que sa bourse lui permettait ce luxe thérapeutique, et 2° parce que, autant que les ressources pécuniaires des malades le permettent, je tiens à ce *modus faciendi* pour éviter l'usure ou l'impuissance du traitement iodique prolongé trop longtemps. *Amant alterna camenæ*, comme dit le poëte Amédée Latour. En tout cas, cette guérison ne paraît pas devoir se démentir à l'avenir.

OBSERVATION XV. — Phthisie avec de graves hémorrhagies. — Grande
amélioration.

« Je ne dirai que quelques mots d'un pauvre instituteur,
porteur d'une luxation spontanée, de nature scrofuleuse, de
la cuisse, et qui a été pris à deux reprises différentes et à
deux années d'intervalle, pendant un mois chaque fois,
d'hémoptysies épouvantables, de nature évidemment tuberculeuse. Après chaque orage hémoptoïque, je soumettais ce
malade à l'usage du lait iodique, pendant quelques couples
de mois. Depuis la dernière crise, il y a quatre ans, les poumons se sont libérés de tous les râles caractéristiques de
l'affection tuberculeuse, la santé générale s'est relevée, et,
contre mon avis, il a repris son pénible métier d'instituteur.
Tout va à souhait maintenant... Mais je me tiens *sur mes
gardes!* »

OBSERVATION XVI. — Phthisie entre le premier et le second degré. —
Guérison.

« Mademoiselle B..., institutrice, est prise de toux et
d'amaigrissement dans l'année 1868. Le poumon, ainsi que
les crachats, offraient les signes non douteux de la tuberculose. Un traitement de trois mois par le lait iodique triomphe
de tous les accidents, qui ne se sont pas reproduits depuis
(six ans). Elle s'est mariée, est devenue mère ; sa santé n'a
point été ébranlée depuis. Entre temps, une sœur est morte
phthisique *dans son pays*, loin de chez moi. »

OBSERVATION XVII. — Phthisie au premier degré. — Guérison.

« Mademoiselle A..., 18 ans, fille d'un confrère, perd
depuis quelques mois les riches attributs d'une belle santé,

pâlit, maigrit, avec une toux opiniâtre qui l'obsède les nuits. Mon confrère me fait appeler. Je constate de la matité au sommet du poumon droit, des craquements en arrière, de la pâleur, de la mollesse des tissus, une diminution notable de l'appétit et le déclin des forces. Le traitement iodique, continué pendant trois mois, exonère le poumon, relève les forces, ramène l'embonpoint, rétablit en un mot les fonctions plastiques perturbées. Depuis six ans, cette belle cure ne s'est pas démentie. Impossible de voir une plus belle santé. Les membres de cette honorable famille me témoignent, à qui mieux mieux, leur reconnaissance, à chaque rencontre. »

OBSERVATION XVIII. — Phthisie au deuxième degré. — Guérison après quatre mois de traitement.

« Le nommé Vitte de Crépiat, 32 ans, constitution robuste, parents phthisiques, commence à tousser et à expectorer des crachats sanguinolents en novembre 1865. La fièvre s'allume le soir et l'amaigrissement fait de rapides progrès; perte complète de l'appétit. A l'examen de la poitrine, fait en décembre, je constate de la matité à la partie supérieure du poumon droit, avec des craquements et des râles sous-crépitaux. Le malade accuse de vives douleurs de poitrine; je le mets immédiatement à l'usage du lait iodique, à la dose d'une bonne demi-cuillerée à bouche, matin et soir, et prescris l'application d'un vésicatoire à la partie antéro-supérieure du poumon. L'appétit revient bientôt, l'expectoration diminue, les crachats deviennent moins caséeux et la fièvre vespérine disparaît. Le traitement est continué jusqu'à la mi-avril, c'est-à-dire, pendant quatre mois. Il n'y a eu aucune récidive depuis et la santé a été parfaite. Les poumons ne présentent plus rien d'anormal à l'auscultation. »

Remarque. — La plaie du vésicatoire que j'avais prescrit à ce malade a été longue à guérir; des ulcérations s'étaient

produites qu'il a fallu cautériser avec le nitrate d'argent.
Quoi qu'il en soit, on voit qu'un traitement iodique de quatre
mois a suffi pour enrayer et guérir une tuberculisation pulmonaire héréditaire, passée au deuxième degré, et qui n'a
point récidivé depuis neuf ans. C'est donc une guérison complète.

OBSERVATION XIX. — Pneumonie caséeuse à la suite d'une pneumonie
franchement inflammatoire. — Guérison.

« Le sieur Cassas, constitution un peu faible, âgé de 55 ans,
est atteint de pneumonie dans l'hiver de 1869. Pendant la
convalescence, il survient une expectoration caractéristique
épouvantable qui épuise rapidement le malade. On entend de
gros râles sous-crépitants et muqueux à la partie supérieure
des poumons avant et arrière. Nul doute que je n'aie affaire
à une pneumonie caséeuse, suite et conséquence de la pneumonie primitive, inflammatoire, devenue tuberculeuse vers
son déclin. Le traitement par le lait iodique fait vite justice
de cette manifestation tuberculeuse. L'expectoration diminue, la pneumonie caséeuse se résout, l'appétit et les forces
se remontent. Un mois de traitement par le lait iodique a
suffi pour amener une guérison radicale qui ne s'est pas
démentie depuis cinq ans.

OBSERVATION XX. — Phthisie. — Récidive. — Guérison.

« Fille Chalus, 19 ans, est atteinte à deux reprises, en
1867 et 1868, d'accidents pulmonaires spéciaux caractérisés
par de la toux, des douleurs de poitrine qui se compliquent
bientôt de sueurs nocturnes, d'amaigrissement, de pâleur des
tissus, de suspension des menstrues et de pertes blanches.
L'auscultation révèle les signes d'une tuberculisation commençante. Le traitement par le lait iodique pendant trois

mois, à chaque poussée tuberculeuse, fait justice de tous les phénomènes locaux et généraux. Depuis six ans, la santé de cette jeune fille, qui s'est mariée depuis, n'a rien laissé à désirer. Je crois donc à une guérison certaine. »

OBSERVATION XXI. — Phthisie au premier degré. — Guérison.

« Chayette, 28 ans, me consulte en avril 1870. Il tousse depuis six mois et a maigri sensiblement. L'examen de la poitrine me fait découvrir des râles sous-crépitants en haut et en arrière du poumon droit et une respiration rude en avant, avec de la matité dans les régions en question. Soumis au traitement par le lait iodique, ce jeune homme revient me voir en juillet, c'est-à-dire au bout de trois mois de traitement. A ce moment, les râles sous-crépitants constatés en avril font défaut dans le poumon, et la respiration est moins rude. Le traitement est continué pendant deux mois encore. J'ai revu ce malade au mois de septembre 1874, et je puis affirmer que son poumon est complétement guéri. Depuis quatre ans, sa santé n'a pas bronché. »

OBSERVATION XXII. — Phthisie entre le premier et le deuxième degré. — Guérison.

« Patéron, 34 ans, est pris de fièvre intermittente dans l'automne de 1872, avec toux incessante les nuits et expectoration abondante, surtout pendant le jour. L'examen du sommet du poumon droit fait reconnaître des craquements caractéristiques. L'amaigrissement est très-marqué, l'appétit et les digestions médiocres, la soif vive. Traitement par le lait arséniaté le matin contre la fièvre intermittente, et le lait iodique le soir. Au bout d'un mois de traitement, tous les accidents sont calmés. L'état général et local s'est merveilleusement amendé. La fièvre a disparu, la toux et l'expectoration réduites à des proportions minimes, l'appétit et les forces reviennent à vol d'oiseau. Traitement par le lait iodique seul pendant deux mois. Plus de traces d'affection pulmonaire. Rien ne fait préjuger actuellement une récidive plus ou moins prochaine. Je tiens donc ce fait pour une guérison sûre. »

OBSERVATIONS XXIII et XXIV, communiquées par le Dr de Langen-Hagen.

« L'enfant A..., 3, rue Pastourel, âgé de 3 ans, constitution faible, tempérament lymphatique, né d'une mère robuste, mais d'un père à l'habitus phthisique, présentait en 1866 les symptômes les plus caractéristiques de pneumophymie, dyspnée, toux fréquente, état fébrile continu, développement anormal du ventre, diarrhée. Parfois se manifestaient aussi des signes de méningite tuberculeuse, immédiatement réprimés par des vésicatoires à la nuque ; dépérissement progressif. Voilà en quelques mots l'état pathologique de ce petit malade, pour lequel j'avais employé tous les moyens indiqués en pareil cas, tels que viande crue en bouillie, lait de chèvre, frictions avec de l'huile de croton, etc., lorque, désespérant de sauver cette frêle créature, j'eus recours au lait iodique du docteur Bouyer, à la dose d'une cuillerée à café soir et matin. Les résultats de cette médication ont été tellement frappants, qu'au bout d'un mois l'enfant était méconnaissable. L'appétit, la fermeté des chairs, une diminution considérable du volume du ventre, la cessation de la toux et de la diarrhée, une vitalité remarquable, tels furent les effets qui se manifestèrent et qui depuis ne se sont plus démentis. L'enfant a ajourd'hui 5 ans et jouit d'une santé merveilleuse. »

OBSERVATION XXIV. — Phthisie avec caverne.

« Monsieur T..., 5, rue d'Amboise, âgé de 38 ans, constitution faible, tempérament nerveux, habitus phthisique,

5

était depuis longues années sujet aux hémoptysies, à une toux sèche et opiniâtre. Je le vis pour la première fois en 1866. Je trouvai à l'auscultation, dans toute l'étendue du poumon gauche, des râles muqueux, de la pectoriloquie à la base, et un souffle manifeste au sommet ; à la percussion, tantôt sonorité exagérée, tantôt un peu de matité.

« Je lui prescrivis le lait iodique du docteur Bouyer, à la dose d'une cuiller à café soir et matin, et *crescendo* jusqu'à une cuiller à bouche. L'appétit, qui avait disparu, revint au bout de huit jours, et les forces avec lui.

« Ses affaires l'appelèrent à Londres, où il continua néanmoins son traitement.

« A son retour (au bout d'un mois) la transformation était complète. Les signes stéthoscopiques si inquiétants avaient disparu, et ce malade m'assure n'avoir jamais été aussi bien portant. »

OBSERVATION XXV. — Phthisie au deuxième degré. — Grande amélioration.

« Madame D..., 34 ans, née d'un père phthisique et phthisique elle-même, depuis quelques années, me consulte au printemps de 1873. Matité et râles muqueux à la partie antéro-supérieure du poumon gauche. Expectoration caractéristique. Il n'y a pas de dépérissement bien sensible. C'est une phthisie torpide, passée à l'état chronique. Toutes les fonctions générales s'accomplissent assez bien. Sous l'influence du traitement iodique, les phénomènes stéthoscopiques ne tardent pas à s'amender. Cette dame est en bonne voie de guérison et, nonobstant, le mois de juillet venu, je lui conseille une cure au Mont-Dore, qu'elle fait sous la direction du docteur Mascarel. Je revois cette dame de concert avec le docteur Schilpe au mois d'octobre, et nous ne constatons plus qu'un peu de rudesse respiratoire. Madame D... a pris de l'embonpoint, des couleurs et des forces. Nous jugeons néanmoins que le lait iodique doit être repris et continué une partie de l'hiver. Entre temps, cette dame est devenue enceinte et a eu des suites très-heureuses de couche. Cette circonstance, sur l'avis conforme du docteur Mascarel, nous a empêchés de répéter en 1874 la cure thermale du Mont-Dore.

« Cette dame va aussi bien que possible, mais nous la surveillons attentivement. »

Remarque. — Il est presque inutile de faire remarquer que Madame D... avait suivi de nombreux traitements avant de pratiquer celui par le lait iodique.

OBSERVATION XXVI. — Phthisie au deuxième degré. — En voie de guérison.

« La femme B..., 36 ans, d'une assez bonne santé apparente, vient me consulter au mois de janvier de l'hiver de 1874. La phthisie est héréditaire dans cette famille. Cette femme a maigri depuis deux mois ; elle tousse beaucoup et expectore des crachats caséeux ; l'appétit est diminué, et le sommeil interrompu, les nuits, par la toux. Craquements et râles muqueux au sommet supéro-antérieur du poumon droit. Il y a huit ans, elle fit une pneumonie fort longue, et pour la résolution de laquelle je dus employer le lait iodique, vers la fin. Depuis ce temps, sa santé avait été bonne. Soumise au traitement par le lait iodique, un mois après l'amélioration devient manifeste, les râles sont moins nombreux, l'expectoration moins abondante et les crachats moins épais, le teint plus animé et les forces relevées.

« Le traitement est continué jusqu'en avril. A cette époque, peu de toux, quelques crachats clairs et muqueux, seulement le matin ; signes stéthoscopiques, si inquiétants au début, à peu près nuls ; un peu de rudesse de la respiration seulement. Santé générale et embonpoint meilleurs.

« Pour corroborer la guérison, qui me paraît devoir être complète prochainement, je conseille à cette malade une cure au Mont-Dore, qu'elle fait sous la direction du docteur Chabory. A son retour, fin juillet, il n'y a de percevable dans la poitrine qu'un peu de rudesse respiratoire, à peine sensible. En septembre, elle se plaint de faiblesse générale, dans les jambes surtout. Je reconnais là l'effet de l'action sédative, poussée jusqu'à l'hyposthénisation, de l'arsenic. Je la remets pendant un mois à l'usage du lait iodique, pour la remonter, résultat atteint quelques semaines plus tard. »

Remarque. — La longue pneumonie que fit cette femme il y a huit ans, ne couvait-elle pas des tubercules pulmonaires commençants?

C'est probable, car cette convalescence longue et empêchée ne put être levée, à cette époque, que par le traitement iodique.

OBSERVATION XXVII. — Phthisie au premier degré. — Guérison.

« L. F..., des environs de B..., 29 ans, se plaint de malaise depuis un an, éprouve de la gêne respiratoire, tousse beaucoup et a craché du sang deux ou trois fois; souffle rude au sommet du poumon gauche; expiration prolongée. Ce malade sent comme un obstacle au sommet du sternum, qui gêne la respiration. Il commence à perdre l'appétit et à maigrir. Consulté en mars 1873, je le soumets au traitement par le lait iodique et aux frictions par la teinture d'iode sur le devant de la poitrine. — Quelques mois plus tard, ce jeune homme revint me voir, ne se plaignant plus de toux ni de douleurs. Les poumons sont indemnes de tout bruit morbide. La santé s'est relevée et paraît parfaite. »

OBSERVATION XXVIII. — Phthisie héréditaire au premier degré. — Guérison paraissant probable.

« Femme L. N..., 24 ans, parents phthisiques, tousse depuis deux ans, mais la toux a surtout augmenté depuis le mois de mai 1873, et l'empêche le plus souvent de dormir. Elle me consulte le 10 janvier 1874. Cette femme tousse beaucoup et expectore peu, si ce n'est le matin quelques crachats épais. Elle est pâle, sans que pour cela sa constitution générale ait encore souffert beaucoup ; elle offre, comme signes stéthoscopiques, un peu d'expiration prolongée au sommet du poumon droit, en arrière surtout, avec quelques petits craquements secs, rares. — Lait iodique, frictions avec teinture d'iode. Dès les premiers jours de février, le mieux est sensible. Moins de toux, sommeil des nuits tranquille. Continuation du traitement jusqu'à la fin d'avril ; à cette époque, toux presque nulle, disparition des signes stéthoscopiques signalés plus haut. Santé bien réconfortée. »

Remarque. — Je pourrais reproduire un nombre] plus considérable de phthisies pulmonaires au premier degré, guéries par le traitement iodique. Cela me mènerait trop loin. J'ai tenu surtout à prendre pour exemples des cas de tuberculose grave au deuxième degré, car qui peut le plus peut le moins, et je crois avoir démontré péremptoirement que la guérison de ces cas graves était possible assez souvent. Je ne dis pas dans la majorité des cas, car il y en a trop souvent de réfractaires, mais enfin, j'ai démontré qu'on pouvait fréquemment guérir.

Je vais continuer cette revue de mes observations par la narration d'un cas de phthisie très-intéressant et très-grave que le lait iodique n'avait pu guérir, mais qu'il avait puissamment modifié, et qui témoignera, mieux peut-être qu'un cas plus heureux de guérison, des effets divers du lait iodique sur certaines phénoménisations pathologiques qui compliquent la marche et l'évolution des affections pneumo-phymiques.

OBSERVATION XXIX. — Phthisie au deuxième degré, compliquée de vomissements.—Amélioration notable pendant plusieurs mois.—Mort.

« Mademoiselle D..., institutrice, 21 ans, deux frères morts phthisiques à 20 ans. Ascendants bien portants. Dyspeptique depuis huit mois ; a maigri et présente des chairs flasques et molles ; a fait divers traitements sans résultat jusqu'au 20 février 1872 ; je la vois à cette éqoque. Elle tousse et expectore abondamment des crachats muco-purulents. Elle est atteinte d'une fièvre continue avec redoublement vespérin ; elle vomit habituellement tous ses aliments. L'auscultation me fait constater des craquements humides avec de nombreux râles sous-crépitants dans toute la partie supérieure, avant et arrière du poumon droit ; la figure est rouge, les yeux brillants, la malade ne se lève pas. Le cas me paraît désespéré.

« Le premier élément à combattre me paraît devoir être la fièvre qui mine cette malade. Je prescris, dans ce but, le sirop de lait arséniaté, à la dose d'une cuillerée à café, le matin et à deux heures. Cinq jours plus tard, la fièvre est en décroissance ; mais l'estomac, qui a bien supporté le lait arséniaté, ne supporte aucun aliment. Je passe alors à l'usage du sirop de lait iodique, à la dose d'une demi-cuillerée à bouche matin et soir, et fais prendre du lait arséniaté en lavement, le matin. Douze jours plus tard, la fièvre est coupée, la figure n'est plus rouge, les yeux n'ont plus leur éclat brillant ; mais, chose surprenante, les vomissements ont cessé à partir de l'emploi du sirop de lait iodique. Huit jours après, les râles ont diminué d'étendue, la dyspnée des nuits a disparu, et les crachats sont moins abondants et plus fluides. Je me mets alors à espérer. Tout va bien en effet jusqu'au mois d'août ; mais, à dater de cette époque, la malade est reprise de sa fièvre, de sa toux, de son expectoration, manifestations morbides contre lesquelles le lait iodique ne peut plus rien, cette fois. Et la malade succombe dans le courant de l'hiver. »

Remarque. — Le mieux survenu, presque miraculeusement, sous l'influence du traitement arséniaté et iodique signalé plus haut, dans un état aussi désespéré, ne s'est maintenu que pendant cinq à six mois. Les accidents pulmonaires et généraux s'étaient ravivés. La malade est devenue réfractaire, cette fois, à l'action de la médication iodique.

Mais le point sur lequel je désire spécialement attirer l'attention, c'est la disparition des vomissements par le fait de l'administration du lait iodique. Le lait iodique a agi en réveillant la [vitalité de l'estomac, en y rappelant la vie absente, la vie concentrée pathologiquement sur le poumon. L'estomac était comme un vase inerte, incapable d'élaborer les aliments, et par conséquent de les supporter. Le lait iodique en a avantageusement stimulé les glandes, rappelé les sécrétions, rétabli la vitalité et l'harmonie; il a agi dans ce cas comme un puissant décentralisateur pathologique pulmonaire.

J'ai dit plus loin, au chapitre de l'*Etiologie*, que le séjour de Paris était mortel aux phthisiques. Je vais citer quelques observations à l'appui.

OBSERVATION XXX. — Phthisie au troisième degré. — Amélioration notable, sous l'influence du traitement par le sirop de lait iodique.—Retour du malade à Paris.—Rechute et mort. (OBSERV. VI du Mémoire du docteur Richelot, *cité plus haut.*)

« F..., tailleur, 35 ans, quitte, au mois d'octobre 1859, Paris, qu'il habitait depuis dix ans, et revient dans son pays natal (la Creuse). Une vaste caverne existe au sommet du poumon droit; toux fréquente, expectoration très-abondante, perte de l'appétit, amaigrissement très-prononcé. Ce malade, depuis plusieurs mois, est à l'usage de l'huile de foie de morue et n'en a retiré aucun bénéfice. Dans le courant de décembre, M. Bouyer le mit à l'usage du sirop de lait iodique, qu'il continua pendant trois mois, à la dose d'une cuillerée à bouche, matin et soir. Pas d'amélioration sensible pendant le premier mois; mais, dans les mois de février et de mars, le malade semble renaître. Il a bon appétit et crache moins; diminution notable des sueurs nocturnes; il reprend bientôt ses chairs et quelques forces, qui lui permettent de se livrer de nouveau à son état de tailleur au mois d'avril, et il continue de travailler ainsi jusqu'au mois d'août. A cette époque, contre l'avis du docteur Bouyer, il quitte la Creuse pour retourner à Paris, où il meurt à la fin de 1860. »

Remarque. — M. Bouyer avait pu constater, avant son départ, l'amélioration qui était survenue dans ses organes respiratoires, sous l'influence du sirop de lait iodique. En effet, la caverne, quoique existant encore, était moins vaste, et les tissus pulmonaires ambiants ne laissaient plus entendre ces râles muqueux et sous-crépitants qui dénotaient une inflammation subaiguë du poumon, sous la dépendance de l'affection tuberculeuse. Nul doute que le malade n'eût vécu plus longtemps, s'il ne fût pas retourné à Paris, foyer primitif de son affection. Ce qu'il y a de certain, c'est que le sirop iodique avait complétement enrayé la marche de l'affection tuberculeuse.

OBSERVATION XXXI.

« Auroux vient de Paris, porteur d'une caverne occupant le sommet du poumon droit. Le malade est émacié, ne mange et ne digère presque plus. Sous l'influence du lait iodique l'appétit revient, les digestions se font mieux et les forces se remontent. L'expectoration diminue et la caverne, au bout de trois mois, se rétrécit et ne sécrète plus que des produits muqueux. Le malade, se sentant mieux, veut retourner à Paris reprendre son état de maçon. Impossible de le dissuader. J'apprends, un an après, qu'il est mort dans la capitale. »

OBSERVATIONS XXXII et XXXIII.

« Les nommés Alluaud, relieur, et Buffet, employé au chemin de fer (gare de Paris-Orléans), sont venus de Paris, le premier avec des cavernes et dans un état d'hectisie tel, qu'il avouait à tout venant qu'il revenait au pays pour mourir; le deuxième avec une phthisie très-étendue au deuxième degré. Quatre à cinq mois de traitement par le lait iodique ont si bien remonté ces deux gars, qu'ils ont voulu retourner à Paris, malgré toutes mes objurgations. Le premier, Alluaud, y a vécu deux ans; ce qui est énorme pour un malade qui avait eu une vaste caverne et était venu au pays pour y mourir. Le deuxième malade, Buffet, est revenu pour la seconde fois au pays, au bout de dix mois, avec tous les accidents aggravés de sa pneumophymie.

« Cette fois, l'affection tuberculeuse a été au-dessus des ressources de l'art et le lait iodique n'a eu aucune prise sur la maladie.

« Je ne connais qu'un seul phthisique à peu près guéri dans le pays, qui ait pu séjourner trois ans à Paris sans coup férir. C'est un nommé Garrentier. Ce malade avait continué son traitement à Paris pendant un an. Il est mort plus tard au pays, d'une affection du foie. Sa femme avait contracté, pendant sa cohabitation avec lui, une phthisie dont elle est morte deux ans après la mort de son mari. »

OBSERVATIONS XXXIV et XXXV. — Phthisies graves contractées à Paris, guéries dans la Creuse. — Sans récidive jusqu'alors, les malades n'étant plus retournés à Paris.

En opposition avec les fâcheux résultats obtenus par le retour à Paris des phthisiques cités plus haut, je vais signaler, en quelques mots, l'histoire de deux malades que leurs médecins de Paris renvoient à la campagne, dans leur pays natal, la Creuse, tous deux atteints de tuberculose grave, que j'ai guéris et qui sont restés guéris, parce qu'ils ne sont plus retournés à Paris depuis cette époque.

« Dupuis est pris de toux et d'hémoptisie à Paris, en 1867. Son médecin lui conseille de retourner dans son pays. Il vient me consulter à son arrivée. Il crache encore abondamment du sang. Les signes de la tuberculose pulmonaire sont des plus manifestes, le dépérissement général fait des progrès. Quelques mois de traitement par le lait iodique améliorent rapidement l'état local et général de ce malade. Puis la guérison me paraît établie complétement. Depuis sept ans, la santé de Dupuis n'a rien laissé à désirer, mais il n'est plus retourné dans la capitale.

« En 1870, Larry quitte Paris, sur l'avis de son médecin, qui avait diagnostiqué une tuberculose dont les allures étaient assez vives. Quelques jours après son arrivée, je constate chez ce malade une toux incessante avec expectoration caractéristique, fièvre et amaigrissement rapide. Deux mois de traitement par le lait iodique ont eu facilement raison de tous ces symptômes alarmants. Depuis quatre ans, Larry n'est plus retourné à Paris et sa santé est restée parfaite. »

OBSERVATION XXXVI. — Phthisie grave, compliquée de l'existence de ganglions tuberculeux autour du cou. — Traitement complexe. — Résorption des ganglions.

J'interromps encore une fois l'ordre chronologique pour relater les principaux traits d'une observation curieuse à plusieurs titres, encore que sa terminaison ait été malheureuse. Mais ce cas offre ceci de remarquable qu'il a été facile d'assister à la résorption des tubercules, ouvertement et en

plein jour. J'ai donc réservé cette observation pour le bou-
quet :

« Madame A..., appartenant à une riche et très-honorable
famille, 24 ans, femme superbe de constitution et de beauté,
va consulter, au printemps de 1869, les princes de la science
à Paris. Depuis quelque temps sa santé s'altérait visiblement,
elle avait une petite toux sèche, et portait autour du cou, au-
dessus des clavicules, un chapelet de ganglions tuberculeux,
apparents, trop apparents pour cette dame, reine de la
beauté de la ville de L... Elle consulta MM. Pidoux et Gueneau
de Mussy. L'un de ces maîtres lui dit, trop franchement
peut-être : « Madame, cette pléiade de ganglions que vous
portez autour du cou se continue dans vos poumons. » Cette
dame en fut assez péniblement affectée, mais moins pourtant
que de l'altéralion de sa beauté, car elle était obligée de dis-
simuler ces vilains stigmates sous un fichu qui enroulait la
base du cou. Bref, nos célèbres confrères avaient diagnostiqué, avec leur habileté bien connue, une affection pulmonaire tuberculeuse, s'irradiant au moyen du système
lymphatique jusque dans la région du cou. Le traitement
prescrit ne réagissant pas d'une manière assez prompte sur
l'efflorescence lymphatique sus-claviculaire, cette dame fut
mise à l'usage du lait arséniaté par le docteur Bardinet.
Dans ces entrefaites, me trouvant de passage à L..., un ami,
parent de cette dame, me pria de la voir officieusement,
pour lui expliquer la façon dont elle devait prendre le lait
médicamenteux qui avait été prescrit. J'examinai attentivement cette dame, ses ganglions et sa poitrine. L'auscultation
me fit reconnaître quelques craquements avec une respiration
rude, râpeuse. Le diagnostic de nos maîtres n'était que trop
certain. J'approuvai le traitement, mais en le modifiant ainsi:
Lait arséniaté le matin, lait iodique le soir, ce dernier étant
plus énergiquement fondant que le premier, en promettant à

cette dame que ses *vilaines glandes* auraient disparu dans trois ou quatre mois. Mon pronostic se réalisa complétement; puis cette dame partit, dans la saison, pour les Eaux-Bonnes, selon que l'avaient conseillé MM. Pidoux et Bardinet.

« Cette dame fit heureusement, pendant trois saisons, la cure d'Eaux-Bonnes, et sans nul inconvénient, je dois le dire, M. Pidoux en dirigeant l'emploi avec la plus grande prudence. Dans l'intervalle, elle prenait pendant trois ou quatre mois, et à diverses reprises, du lait arséniaté, d'après le conseil du professeur Bardinet. Bref, cette dame allait aussi bien que possible; elle avait repris sa belle carnation; elle devint enceinte et eut des suites de couches heureuses.

« Mais les tristes événements qui survinrent pendant ces dernières années firent que médecins et malades se relâchèrent un peu du traitement qui avait si bien réussi jusqu'alors. Je vis cette dame au printemps de 1873; elle venait de passer la saison de l'hiver dans le Midi; je la trouvai amaigrie jusqu'à l'hectisie. L'auscultation me fit reconnaître avec épouvante l'existence d'une vaste caverne; il n'y avait dès lors plus d'espoir! En effet, elle s'éteignit quelques mois plus tard, un an après sa troisième cure d'Eaux-Bonnes, cette cure n'ayant pas été suivie comme les autres de l'usage du lait arséniaté. »

Remarque. — Le professeur Bardinet a recours aussi à la méthode de l'alternance thérapeutique, mais dans un sens inverse de celle que nous avons fait connaître. Après l'action si excitante des eaux sulfureuses, il a recours volontiers à l'action sédative et fondante de l'arsenic. C'est la médication sulfuro-arsénicale, au lieu de la médication arsénico-iodique. Mais le fait, remarquable entre tous, à signaler dans cette observation, c'est la résolution, la résorption assez prompte des ganglions cervicaux tuberculeux. Nul doute que des phénomènes analogues de résolution ne se soient accomplis, dans le même temps et sous l'influence du même traitement, dans les poumons tuberculeux de cette dame. En effet, pendant deux ans, ces organes ne présentaient presque plus rien d'anormal à l'auscultation.

CHAPITRE III

Considérations générales et Conclusions.

Me voilà arrivé au terme de mon travail. J'ai voulu prouver que la phthisie pulmonaire était souvent curable, quand les désordres locaux et généraux n'étaient pas irrémédiables, c'est-à-dire quand la maladie tuberculeuse n'était pas trop avancée, n'avait pas amené une désorganisatien trop profonde du tissu pulmonaire et empoisonné l'économie de ses principes délétères. Je crois avoir accompli ma tâche, mais ce n'est pas sans de grandes difficultés. Il m'a fallu quinze ans d'expérimentations, d'études et d'observations sur des sujets que je ne perdais jamais de vue, pour juger de la valeur d'une méthode thérapeutique à peu près nouvelle que j'ai appliquée le plus consciencieusement possible, en évitant, autant que cela se pouvait faire, les causes d'erreurs dans le diagnostic et l'appréciation des résultats thérapeutiques qui ressortissaient à l'objectif scientifique que je poursuivais.

J'ai donc recueilli avec le plus grand soin la plus grande partie des faits qui pouvaient concourir à la solution de mon théorème thérapeutique, la guérison de la phthisie. Ces faits datent déjà de loin, pour la plupart. Le temps en a consacré la légitimité. C'est pour ces motifs que j'ai reproduit sept à huit observations, publiées il y a dix ans et plus, mais dont les suites, à une pareille distance, ont pris une importance et offrent un enseignement qui ne sauraient avoir échappé à la sagacité du lecteur.

On a pu voir, à la lecture de mes observations, que, sur une vingtaine de guérisons qui ne sauraient fournir matière à conteste (j'aurais pu en signaler bien d'autres), plusieurs datent de 14, 12, 10, 8, 7 et 6 ans.

Pour ceux-là, la guérison est sûrement établie jusqu'à nouvel ordre; je dis jusqu'à nouvel ordre, car qui peut répondre que, dans l'avenir, sous la dépendance de certaines conditions défavorables, de nouvelles poussées tuberculeuses n'éclateront pas? Dans les maladies phthisiques, est-on tojours bien sûr d'avoir purgé les hypothèques morbides à perpétuité? d'avoir, en un mot, anéanti les prédispositions, la diathèse? N'avons-nous pas vu la maladie tuberculeuse récidiver plusieurs fois, à des degrés divers, comme dans les cas des observations I, IV et XIII, où l'affection paraît définitivement enrayée aujourd'hui? De même dans les observations V, VI et VIII, où la même affection a paru réfrénée et guérie pendant 8, 12 et 14 ans, avant que de nouvelles explosions n'aient enlevé ces malades? Mais n'est-ce donc rien que de procurer le bénéfice d'une dizaine d'années de santé à des malades voués, dès le principe, à une mort certaine? Et qui sait encore si ces malades récidivistes n'eussent pas conjuré et éloigné le terme fatal, s'ils s'étaient de nouveau soumis à temps au traitement qui leur avait si bien réussi au début? Le médecin ne saurait donc surveiller trop attentivement ces sortes de maladies, afin d'être prêt à agir pour combattre toute manifestation imminente ou déclarée.

Mais, je le déclare hautement, il faut effacer maintenant du frontispice de la médecine la sombre inscription de l'Enfer du Dante : *Lasciate ogni speranza*, et répudier à tout jamais le pronostic désespérant et anti-humanitaire de Laënnec, Grizolles et Fonssagrives. Il faut, avec Pidoux, Hérard et Cornil, Cruveilhier, Mascarel, Richelot, de Pietra-Santa, James Benet, etc., proclamer bien haut que la phthisie pulmonaire est curable. — Je crois l'avoir démontré par le raisonnement et par les faits.

Mais comment s'accomplit la guérison ? De plusieurs manières, assurément.

Nous ne saurions mieux faire, pour établir cette démonstration, que de copier les lignes suivantes de l'excellent mémoire du docteur Mascarel (*Nouvelles recherches sur l'action curative des eaux du Mont–Dore dans la phthisie pulmonaire;* Paris, J.-B. Baillière et fils) : « Nous ne nous étendrons pas « sur les deux modes de guérison des tubercules pulmo- « naires, généralement reconnus aujourd'hui. Tout le monde « sait que, dans l'un, ce corps amorphe se densifie, se con- « crète et s'imprègne de dépôts calcaires : c'est le tubercule « crétacé; dans l'autre, il se ramollit, se désagrége et est « expulsé par les efforts de toux, mélangé avec les produits « de sécrétion, plus ou moins abondants, des bronches. « Dans ce dernier cas, il reste à sa place une cavité ou « caverne dont les parois peuvent se rapprocher, se souder « et donner naissance à des brides cicatricielles, si la solu- « tion de continuité est petite; dans le cas contraire, la « poche creusée au sein même du parenchyme pulmonaire « peut rester fistuleuse et se recouvrir d'une fausse mem- « brane muqueuse dont les produits s'identifient avec ceux « des bronches et de la trachée. Aussi pouvons-nous dire, « avec Carswel, que l'anatomie pathologique n'a jamais « démontré, avec une évidence plus éclatante, la curabilité « d'une maladie, que celle de la phthisie pulmonaire.

« Enfin, un troisième mode se présente naturellement à « l'esprit, quoiqu'il soit bien loin encore d'être démontré : « c'est la terminaison par résolution ou absorption. »

Comme exemples d'absorptions ou de résorptions dont nous ne saurions expliquer le mécanisme, le docteur Mascarel cite les disparitions subites des parotides, les déplacements de la goutte, du rhumatisme, les résorptions des hydropisies, etc., des collections purulentes, etc.; etc.

· Or, ajoute-t-il quelques lignes plus loin : « Qu'est-ce donc

« que cette granulation grise, que ce tubercule toujours et
« partout réfractaire, auquel nous nous obstinons à refuser
« tout travail de résolution ou de résorption ? Et cependant
« qui n'a pas rencontré, dans le cours de sa pratique, au
« moins une fois, un ganglion tuberculeux situé sous le
« maxillaire inférieur d'un jeune sujet, ne dépassant pas le
« volume d'une amande, rester indolent, dur, résister long-
« temps, très-longtemps à divers traitements, mais enfin
« finir par se fondre et disparaître sans s'abcéder et sans
« laisser trace de son passage ? Le grand chef de l'École phy-
« siologique, Broussais, n'a-t-il pas écrit : « Je ne puis
« m'empêcher de croire que les tubercules se résolvent ? »

De tous les exemples cités par notre distingué confrère,
M. Mascarel, j'en prends un seul, mais qui, à lui seul, contient toute la démonstration que nous recherchons : le ganglion tuberculeux ! Qui de nous, en effet, n'a pas guéri ou vu
guérir maintes fois des ganglions scrofuleux, — c'est tout un,
— sous l'influence de traitements appropriés ou par les effets
de la nature ?

Et quel médicament, mieux que l'iode, guérit ces adénites
scrofuleuses ? L'analogie histologique de la granulation lymphatique avec la granulation tuberculeuse ne devait-elle
pas conduire à l'analogie, à la similitude du traitement thérapeutique ? Mais le raisonnement seul serait insuffisant à con-
vaincre si nous n'avions, pour le corroborer, à citer des faits
démonstratifs d'une authenticité irrécusable, comme celui
de l'observation XXXVI, de la dame aux ganglions tuberculeux, comme en témoignait le diagnostic de MM. Pidoux,
Gueneau de Mussy et Bardinet, ganglions cervicaux faisant
la chaîne avec les tubercules du poumon, et que plus tard
M. Pidoux, aux Eaux-Bonnes, et M. Bardinet, à Limoges,
ont vu complétement disparus, résorbés, en même temps
que l'affection tuberculeuse pulmonaire s'amendait favorablement sous l'influence du même traitement.

Rappelons donc ce que nous avons dit au chapitre Ier, page 6 :

« Mais, chose remarquable, et sur laquelle je dois attirer
« l'attention du lecteur, parce que j'aurai à tirer plus tard
« des déductions importantes de l'analogie que je vais signa-
« ler, c'est que les cellules des granulations tuberculeuses,
« à leur début, ressemblent aux cellules ou corpuscules des
« ganglions lymphatiques sains. Cet élément organique ma-
« lade et dévié a donc son homologue dans les éléments et
« les tissus sains, les ganglions lymphatiques. La similitude
« histologique est extrême, et on a de la peine à distinguer
« ces deux sortes d'éléments, les uns morbides et les autres
« sains. Virchow s'appuie de cette analogie pour expliquer
« la prédisposition du ganglion lymphatique à la transfor-
« mation caséeuse, et avance que la prédisposition lympha-
« tique prédispose aux tubercules. Le tubercule doit donc
« être envisagé comme une production lymphoïde ou un
« dérivé morbide des tissus lymphatiques. C'est l'opinion
« de Foerster, de Frey. » (V. Pidoux, ouvr. cité.)

Je ne crois pas qu'il soit possible d'établir plus nettement
la similitude anatomique et pathologique du ganglion sain ou
malade avec le tubercule pulmonaire à son début. Les granulations tuberculeuses du poumon sont, histologiquement,
semblables aux corpuscules des ganglions. Quand ces derniers deviennent tuberculeux ou scrofuleux, ils le sont par
un travail d'hypergénèse, de prolifération, qui rend encore
leurs cellules semblables à celles des tuberccules pulmonaires, et, quand ils subissent le ramollissement caséeux, ils
sont semblables encore aux tubercules ramollis.

C'est donc le cas ou jamais de poser ce grand syllogisme
thérapeutique :

Les cellules des tubercules pulmonaires sont semblables
aux cellules des ganglions lymphatiques.

Or, les préparations iodiques guérissent les ganglions tuberculeux ; donc elles doivent guérir les tubercules pulmo-

6

naires, c'est-à-dire provoquer la résorption des uns comme des autres.

Je suis étonné qu'une aussi éclatante conclusion n'ait pas brûlé les yeux de M. Pidoux.

Je n'insisterai pas, parce qu'on n'insiste pas pour prouver l'existence de la lumière quand elle crève les yeux !

Nul médecin n'ignore que l'iode est l'agent thérapeutique électif par excellence, pour résoudre et guérir les ganglions lymphatiques devenus strumeux. S'il guérit si bien la scrofule externe, pourquoi ne guérirait-il pas alors la phthisie, cette scrofule interne, comme dit Graves? L'induction analogique et le raisonnement l'indiquent, les faits cliniques que j'ai relatés le prouvent. Mais la guérison de la phthisie ou scrofule pulmonaire est plus difficile et plus rare, parce que les poumons intéressent plus directement la vie que les ganglions, parce que ce sont des organes plus délicats, plus vasculaires et plus inflammables, et qu'ils deviennent ainsi le siége de réactions pathologiques plus fréquentes et plus graves. Voilà tout le mystère.

L'iode agit donc directement sur cette partie fondamentale du système lymphatique, à laquelle M. Pidoux donne justement le nom de matrice, à savoir le tissu conjonctif, siége et support de la vie végétative normale, siége et support de la vie pathologique anormale, lorsque, par suite d'une aberration de la nutrition, sous certaines influences morbigènes, il prolifère le tubercule, cette substitution de la cellule malade à la cellule saine. Il le modifie, le stimule, l'*altère*, en résout les produits morbides, et le ramène à ses fonctions vitales de nutrition normale. Et comme il agit sur tout l'ensemble du système végétatif, glandulaire et ganglionnaire, il rétabit du même coup les fonctions plastiques générales, et agit doublement alors sur l'état local et l'état général, ou diathèse, double condition essentielle au succès du traitement. Nul autre médicament ne possède des propriétés semblables aussi remarquables pour la curabilité de la phthisie.

Mais, dira-t-on, l'iode est un agent irritant, dangereux pour beaucoup de malades. M. Pidoux en fait presque un poison dont l'effet nocif sur les organes respiratoires serait comparable à celui que produisent les virus morbilleux. Nous avons vu la réponse et l'appréciation de Marchal (de Calvi). L'iode chimique que nous connaissons a de grands inconvénients, dit-il, mais il n'en saurait être de même de l'iode animalisé, combiné intimement avec le lait, selon le procédé du docteur Bouyer. Sous la forme de lait iodique, en effet, les propriétés irritantes de l'iode n'existent plus; dès lors, il devient un agent d'une administration et d'une assimilation des plus faciles. Telle est aussi l'opinion de MM. Hérard et Cornil. Nous lisons, en effet, aux pages 680 et 681 de leur *Traité de la phthisie pulmonaire* :

« L'utilité *incontestable* des préparations d'iode dans la
« scrofule devait nécessairement conduire à les employer
« dans la tuberculisation pulmonaire. Ce qui a longtemps em-
« pêché d'avoir recours à ce médicament aussi fréquemment
« que cela pouvait paraître indiqué, c'était la crainte qu'il
« ne fût mal toléré par l'estomac, et qu'il ne déterminât l'in-
« flammation de la muqueuse des voies digestives, accident
« plus particulièrement fâcheux dans la phthisie pulmo-
« naire. Maintenant ces préoccupations ne doivent plus exis-
« ter, car la thérapeutique a à sa disposition des prépara-
« tions iodées à peu près inoffensives. Sans parler des
« combinaisons de l'iode avec des substances qui le rendent
« soluble (iodure de potassium, acide tannique, etc.), on sait
« que, dans ces derniers temps, M. le docteur Bouyer est
« parvenu à atténuer considérablement l'action irritante du
« médicament en le mélangeant intimement avec le lait. Il
« a obtenu de cette façon trois préparations qui peuvent se
« suppléer au besoin, selon les susceptibilités de l'estomac

« ou le goût des malades : ce sont le sirop de lait iodique,
« sorte de crème qui se prend par cuillerées, mêlée à une
« infusion, la poudre de lait iodique et le chocolat au lait
« iodique. »•

D'autre part, le professeur Fonssagrives s'exprime ainsi
dans sa *Thérapeutique de la phthisie pulmonaire*, page 158 :

« Le docteur Bouyer a eu la pensée d'incorporer certains
« médicaments actifs (iode, iodure de potassium, fer, ar-
« senic, mercure) au lait, de façon à les rendre plus inof-
« fensifs et plus facilement assimilables. En ce qui concerne
« l'iode, il a préparé un lait iodique (Chaque cuillerée à
« soupe de sirop de lait iodique ou de poudre de lait repré-
« sente 0,04 centigrammes du médicament; chaque tablette
« de chocolat, 0,03 centigrammes.)

« Richelot (*Union médicale*, 9 mai 1869), prodigue les plus
« grands éloges à ces préparations. Nous y adhérons volon-
« tiers, pourvu qu'on n'y voit qu'une forme avantageuse
« d'administration de l'iode, et non pas un spécifique. »

Des spécifiques, je n'en veux pas non plus ; il n'y a de remèdes spécifiques que ceux dont nous ne pouvons pas
encore expliquer le mode d'action. Tel n'est pas le cas de
l'iode. Je crois l'avoir suffisamment démontré.

Ainsi donc, il est bien reconnu et accepté par les maîtres
de la science que, sous forme de lait iodique, l'iode est inof-
fensif, parfaitement assimilable, et j'ajoute encore, d'une
administration facile, surtout chez les jeunes enfants.

On a pu voir que le mode d'administration du lait iodique
est simple : une demi-cuillerée à bouche, deux à trois fois
par jour, pour les adultes; deux cuillerées à café pour les
enfants, pour lesquels c'est un agent précieux, dissous dans
une tasse de tisane quelconque ou d'eau bouillante [(s'admi-
nistre avant le repas ou deux heures après). Les effets produits par l'administration du lait iodique ne tardent pas à se
faire sentir. Au bout de huit, quinze jours au plus tard, les

malades sont pris d'un appétit plus marqué ; les digestions
sont plus faciles ; ils se sentent plus forts, sont plus gais, et
la physionomie présente plus d'éclat.

Les malheureux phthisiques, après trois ou quatre semaines, voient leur toux diminuer, ainsi que l'expectoration ;
cette dernière, dans le cours du second mois, se modifie
avantageusement ; outre qu'ils sont moins abondants alors,
les crachats sont moins opaques, plus fluides, indices d'une
modification profonde de l'affection pulmonaire ; les malades
sont moins essoufflés et peuvent fournir des courses plus
longues.

Mais, remarque importante, si, dans le cours du troisième
mois, les phthisiques ne voient pas leur appétit augmenter,
leurs forces et l'embonpoint revenir, la toux devenir moins
fréquente, la dyspnée moindre, l'expectoration se modifier,
oh ! alors, il n'y a pas à compter sur l'action salutaire du
lait iodique : le malade est réfractaire à ses effets. On a vu que
la longueur du traitement a varié, comme termes extrêmes,
entre un mois et un an et plus, avec des intermittences et
des reprises diverses dans le cours de la seconde année.

Plus généralement, le temps du traitement est de trois à
six mois, avec des reprises encore pendant les deux ou trois
années subséquentes, au printemps et à l'automne, reprises
qui ne sont plus alors que d'un ou deux mois. Du reste, à
chaque manifestation un peu inquiétante du côté de la poitrine, comme la toux, une expectoration un peu louche, on
doit recourir sans tarder à l'usage du lait iodique, ces phénomènes pouvant faire craindre quelque nouvelle poussée
tuberculeuse. (Voir obs. XI, XIII.) Il arrive assez souvent
qu'en tonifiant, en relevant les fonctions plastiques, le lait
iodique a fait disparaître le mouvement fébrile qui accompagne fréquemment l'évolution tuberculeuse. (Obs. VIII,
XVIII.) Mais le moyen qui m'a réussi le mieux, a surtout
consisté dans l'adjonction du lait arséniaté, pris à la dose,

tantôt d'une, tantôt de deux bonnes cuillerées à café, le matin
et à midi, pendant quelques semaines, le lait iodique étant
alors réservé pour le soir. J'ai réussi un assez grand nombre
de fois, par cette méthode, à transformer une phthisie aux
allures vives en phthisie plus lente, à forme chronique, condition plus avantageuse pour le succès de la cure. (Voir Obs.
I, X, XXII.) Nous avons vu (Obs. XI, XII, XVII et XXIX),
et cette remarque a bien sa valeur, que chez plusieurs de nos
femmes tuberculeuses, le lait iodique avait provoqué la réap-
parition et la régularisation des menstrues, ce thermomètre
de la santé chez la femme. Cette réhabilitation fonctionnelle
relève évidemment des doubles propriétés que possède
l'iode dans l'espèce, propriétés reconstituantes générales et
propriétés spéciales sur les appareils génito-urinaires, et
pour cette dernière raison, j'ai remarqué que les femmes qui
prenaient du lait iodique devenaient plus facilement en-
ceintes, éventualité souvent défavorable dans la phthisie.

On le voit, le traitement de la phthisie par le lait iodique
est simple, mais souvent d'une durée un peu longue. Il faut
y revenir souvent, et ne pas jeter trop vite *le manche après la
cognée*. Il y faut de la persévérance. Dans quelques cas, après
avoir obtenu une amélioration marquée, pendant les premiers
mois, j'ai vu l'action du médicament s'arrêter net, et le mieux
ne plus progresser du tout; la maladie alors régressait souvent, et tout le bénéfice obtenu était perdu. Ce sont ces cir-
constances qui m'ont déterminé à joindre au traitement
iodique le traitement par les eaux thermales du Mont-Dore,
à alterner ces deux puissantes médications, comme dans les
observations XIII, XXV et XXVI. Je me suis bien trouvé de
cette manière de faire, quand la bourse de mes malades leur
permettait ce luxe thérapeutique. Après la cure arsénico-ther-
male, je retrouvais mes malades plus sensibles à l'action du
lait iodique. Autant que possible, je n'attends pas l'usure du
remède pour en agir ainsi. Sans compter que les eaux du Mont-

Dore peuvent souvent, à elles seules, grandement améliorer et même guérir quelquefois les maladies tuberculeuses, ainsi que l'ont prouvé les docteurs Richelot et Mascarel dans leurs écrits.

On a pu voir, par l'obs. XXIX, que le lait iodique combattait avec succès les vomissements. J'ai constaté plusieurs fois cette action.

Je n'ai pas parlé du régime que j'ai fait suivre à mes malades. C'est une question banale que tout le monde connaît. Il faut, autant que possible, prescrire une alimentation tonique et reconstituante, la phthisie résultant surtout d'une altération de la nutrition.

Je n'ai pas parlé non plus des diverses médications adjuvantes. On trouvera ces diverses questions traitées de main de maître dans les ouvrages des docteurs Guéneau de Mussy, Fonssagrives, Pidoux, Hérard et Cornil. Du reste, j'y ai rarement recours, la médication iodique me paraissant suffisante dans la majorité des cas. Le lait iodique présente, en effet, le triple avantage de constituer un breuvage chaud et émollient quand il est dissous, et de résoudre les engorgements inflammatoires pulmonaires en même temps que les tubercules. C'est aussi un reconstituant de premier ordre.

J'ai terminé l'exposé de mes observations par la relation de plusieurs cas de phthisies avantageusement traités et améliorés dans mon pays, et suivis de rechutes mortelles, quelque temps après le retour des malades à Paris. J'ai signalé, au contraire, plusieurs cas de phthisies, retour de Paris, traités et guéris sans récidives jusqu'alors, les malades n'ayant plus quitté mon pays.

La conclusion à tirer de ces faits est celle-ci : poitrinaires, ne remettez plus le pied dans la capitale, ni, autant que possible, dans les grandes villes, si vous voulez guérir ou vivre plus longtemps !

On a pu voir que, malgré l'existence de cavernes dans les

poumons, j'avais obtenu une amélioration assez remarquable chez plusieurs malades (Obs. XXXI, XXXII), et une guérison temporaire qui a duré douze ans chez le malade de l'obs. VIII.

Le docteur Mandon, professeur à l'École de médecine de Limoges, a publié autrefois une observation de phthisie avec cavernes au sommet des deux poumons, chez une jeune fille, dont le traitement par le lait iodique remonta, en peu de mois, l'état général, et modifia si bien l'affection pulmonaire, que le docteur Mandon pouvait écrire les lignes suivantes : « Son embonpoint est remarquable, la menstruation s'est rétablie ; il n'existe plus, enfin, qu'une cavité étroite sécrétant des matières catarrhales au sommet des poumons. Tout fait espérer une guérison complète. »

Cette demoiselle aurait vécu encore quelque temps, dans un état de santé relativement satisfaisant, puis aurait été reprise, m'écrit le docteur Mandon, de nouveaux accidents pulmonaires qui ne lui auraient fait pas grâce, cette fois.

La guérison définitive des cavernes est donc le *rara avis* de la médecine !

Mais pourquoi attendre que les ulcères tuberculeux aient dévoré le poumon, maintenant qu'on sait qu'il est possible d'opposer un traitement efficace à la marche terrible de la phthisie pulmonaire? *Quod demonstrandum; quod demonstravi.*

On s'occupe ardemment, et à grands frais, de trouver des remèdes contre le phylloxera de la vigne. Nous estimons que la recherche d'une bonne médication préventive et curative contre les ravages de la phthisie pulmonaire mériterait, pour le moins autant, d'éveiller la sollicitude des savants et des philanthropes ; car l'importance de cette étude est appelée à prendre, de nos jours, les proportions d'une question de préservation sociale et de salut public.

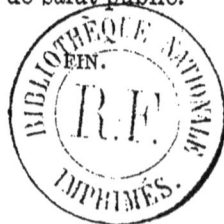

FIN.

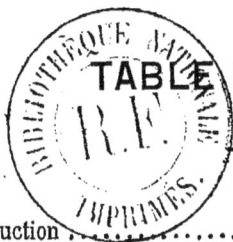

TABLE DES MATIÈRES

DEUXIÈME PARTIE

CHAPITRE Ier

CHAPITRE II

CHAPITRE III.

Paris. — Imprimerie Félix Malteste et Cᵉ, rue des Deux-Portes-Saint-Sauveur, 22.

Paris. — Imprimerie Félix Malteste et Cᵉ, rue des Deux-Portes-Saint-Sauveur, 22.

www.ingramcontent.com/pod-product-compliance
Lightning Source LLC
Chambersburg PA
CBHW071105210326
41519CB00020B/6179